DR. ANDREA FLEMMER

Ich helfe mir selbst – Diabetes

Gesund essen – Blutzucker senken
Die besten Maßnahmen für zuhause

humboldt

Zum Verkauf freigegeben

VORWORT

Liebe Leserin, lieber Leser,

immer mehr Menschen in Deutschland leiden unter der Stoffwechselkrankheit Diabetes mellitus Typ 2. Diese Krankheit verursacht sehr viel Leid und Folgekrankheiten, wenn man nicht weiß, wie man damit umgehen soll.

1960 waren noch weniger als ein Prozent der Bevölkerung betroffen, heute sind es schon etwa zehn Prozent. Die Zahlen schwanken je nach Quelle zwischen sechs und neun Millionen Deutschen, darunter etwa zwei Millionen, die noch nichts von ihrer Erkrankung wissen. Alljährlich erkranken rund 500.000 Menschen neu an Diabetes Typ 2. Männer sind stärker betroffen als Frauen, ebenso die Menschen in den neuen Bundesländern (11,8 Prozent). Damit handelt es sich um ein Volksleiden und eine drohende Epidemie. Deutschland hat übrigens die höchste Diabetesrate in ganz Europa.

Die Ursachen für Diabetes Typ 2 sind eine genetische Veranlagung gekoppelt mit einer ungesunden Lebensweise, also falscher Ernährung und zu wenig Bewegung. Daher haben sehr viele Typ-2-Diabtiker Übergewicht. Um dem grassierenden Übergewicht und damit unter anderem dem Diabetes Typ 2 entgegenzuwirken, fordert die WHO, den Zuckergehalt an der gesamten Kalorienzufuhr auf maximal 10, besser noch auf 5 Prozent zu senken. Dies soll durch Besteuerung von zuckerhaltigen und die Steuerentlastung von gesunden Lebensmitteln erreicht werden. Denn die Industrie mischt immer mehr Zucker – vor allem Fruchtzucker – in normale Lebensmittel, so dass man sehr genau aufpassen muss, was man kauft und isst. Der hohe Konsum an süßen Getränken tut sein Übriges.

Mehr als 30 Kilo Zucker isst der Deutsche durchschnittlich im Jahr. Da verwundert es nicht, dass die Zahl der Diabetiker und Menschen, die durch Übergewicht krank werden, zunimmt. Inzwischen hat man es oft gehört und gelesen: Zu viel Fett ist natürlich auch ungesund. Wie gefährlich jedoch Zucker ist, wissen viele Verbraucher nicht – auch, weil einige große Zuckerverbände entsprechende Studien bewusst zurückhalten.

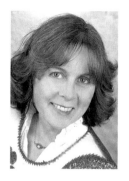

Diabetes Typ 1 ist erblich bedingt und man kann selbst relativ wenig dagegen tun. Der sogenannte Altersdiabetes, auch bekannt als Typ-2-Diabetes, bietet hingegen viele Möglichkeiten, selbst aktiv zu werden. Dies ist sogar meist ohne Medikamente möglich – mit Selbsthilfemaßnahmen. Und hier setzt dieser Ratgeber an.

Am wichtigsten ist eine Änderung der Ernährung, die unter anderem hilft, das richtige Gewicht zu erreichen. Hier gilt es für diejenigen von uns, die an Süßem nur schlecht vorbeikommen, neben einer Umstellung der Ernährung den richtigen Zucker zu finden, der den Insulinspiegel nicht beeinflusst. Direkt hinter der Ernährung kommt die Bewegung. Wer sich regelmäßig bewegt, schützt sich vor Übergewicht, stärkt seine Muskeln und aktiviert den Stoffwechsel.

Welche Möglichkeiten es gibt, um sich das Leben mit Diabetes Typ 2 leichter zu machen und die Krankheit möglichst ganz zum Verschwinden zu bringen, erfahren Sie in diesem Selbsthilferatgeber. Ich habe für Sie die besten Maßnahmen aus der konventionellen und der alternativen Medizin zusammengesucht – ganz im Sinne einer integrativen Medizin.

Ein genussreiches Leben wünscht Ihnen
Dr. Andrea Flemmer

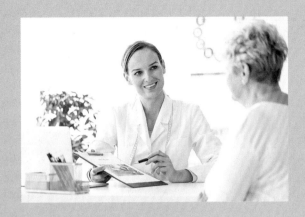

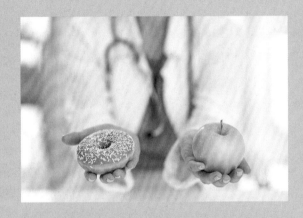

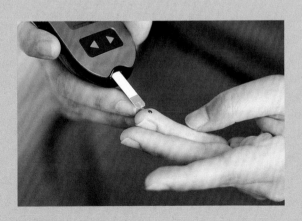

DIABETES TYP 2 – WICHTIG ZU WISSEN

Der Arzt hat bei Ihnen einen Diabetes Typ 2 diagnostiziert, und Sie sind verunsichert. Was bedeutet das für Ihr Leben? Was können Sie tun? Um diese Fragen zu beantworten, ist es wichtig, dass Sie zunächst die Erkrankung und die Vorgänge in Ihrem Körper verstehen. Mit diesem Wissen können Sie dann Ihre Lebensgewohnheiten kritisch unter die Lupe nehmen und die Weichen zur Selbsthilfe so stellen, dass Sie Ihren Diabetes gut in den Griff bekommen und sich dabei eine hohe Lebensqualität bewahren.

Was ist Diabetes und wie entsteht die Krankheit?

!

Die Zahl der Diabetiker nimmt stetig zu, in Deutschland sowie weltweit.

Sechs bis acht Millionen Menschen sind allein in Deutschland an Diabetes mellitus erkrankt, davon haben 90 Prozent einen Diabetes mellitus Typ 2. Die Tendenz ist steigend und die Dunkelziffer wird auf mindestens zwei Millionen geschätzt. Darüber hinaus gibt es etwa 15 Millionen Menschen, die sich derzeit in einem sogenannten Prädiabetes, also einem Vorstadium von Diabetes Typ 2, befinden.

Diabetes ist eine Stoffwechselerkrankung, die auf der Störung der Funktion der Bauchspeicheldrüse beruht. Beim Diabetes Typ 1 zerstört das körpereigene Immunsystem die Insulin produzierenden Zellen der Bauchspeicheldrüse. Warum das geschieht, ist noch nicht geklärt. Diese Autoimmunerkrankung entsteht meist im Kindes- oder Jugendalter und ist nicht heilbar. Bei der Entstehung von Diabetes Typ 2 spielen mehrere Faktoren eine Rolle: eine genetische Prädisposition, falsche Ernährung und Bewegungsmangel. Hat ein Elternteil Diabetes Typ 2, liegt das Risiko für das Kind, ebenfalls daran zu erkranken, bei etwa 40 Prozent. Die Wahrscheinlichkeit steigt auf 80 Prozent, wenn Vater und Mutter betroffen sind. Entscheidender als die genetische Veranlagung ist allerdings die Lebensweise. So sind die Hauptursachen für Diabetes Typ 2 Übergewicht und Bewegungsmangel – und diese Faktoren können Sie selbst beeinflussen.

Der Blutzuckerspiegel ist das A und O

Das wichtigste Kennzeichen bei der Diagnose eines Diabetes ist ein zu hoher Blutzuckerspiegel, denn dieser zeigt an, dass der Körper den Zucker aus der Nahrung nicht mehr in die Zellen einschleusen kann.

Wir brauchen eine gewisse Menge an Zucker im Blut, und zwar in Form von Traubenzucker (Glukose). Dieser liefert dem

Körper die Energie, die er benötigt, damit das Gehirn und andere Organe funktionieren.

Glukose ist ein Einfachzucker, der kleinste Bestandteil der Kohlenhydrate. Wir nehmen ihn mit der Nahrung auf, in Form von Obst, Gemüse, Kartoffeln oder Brot. Die Nahrung wird verstoffwechselt, die Kohlenhydrate werden aufgespalten und die kleinen Zuckerbausteine gelangen aus dem Darm in das Blut. Nun müssen sie zur Energieerzeugung auf die Körperzellen verteilt werden. Bildlich gesprochen ist der Zucker das Holz, das in der Körperzelle, dem „Ofen", verbrannt wird: Es wird Energie daraus gewonnen.

Hier kommt das Insulin ins Spiel. Dieses Stoffwechselhormon wird in den Betazellen der Bauchspeicheldrüse gebildet. Bei der Regulation des Zuckerstoffwechsels bzw. des Blutzuckerhaushalts kommt ihm eine Schlüsselrolle zu:

- Zucker gelangt in die Blutbahn, die Blutzuckerkonzentration steigt an, daraufhin produziert die Bauchspeicheldrüse sofort Insulin.
- Das Insulin dockt an die Rezeptoren der Zellwände an, dadurch öffnen die Körperzellen sozusagen ihre Pforten und nehmen den Zucker auf. Im Inneren der Zelle wird der Zucker dann „verbrannt", also unter Energiegewinnung abgebaut.
- Die Zuckerkonzentration im Blut sinkt.

Befindet sich mehr Zucker im Blut, als die Zellen aufnehmen können, machen sie dicht. Der Einfachzucker – also die Glukose – wird dann wieder in einen Vielfachzucker umgebaut und in den Leber- und Muskelzellen gelagert. Diese Speicherform des Zuckers nennt man „Glykogen", es dient als kurz- und mittelfristiger Energiespeicher. Auf diese Speicher kann der Körper bei Bedarf zurückgreifen, das Glykogen wird dann schnell wieder in Glukose umgewandelt. Zuerst werden die Speicher in den Leberzellen geleert, die besonders schnell Energie liefern. Nach längerer körperlicher Belastung geht es an die Fettdepots.

!

Insulin ist ein wichtiges Hormon für den Stoffwechsel. Es dient vor allem dazu, Traubenzucker (Glukose) aus dem Blut in die Zellen zu schleusen.

!

Bei Diabetikern kann die Glukose nicht mehr auf die Körperzellen verteilt werden, der Blutzuckerspiegel ist ständig erhöht.

Dass die Blutzuckerwerte sich in einem normalen Bereich bewegen, ist für das Funktionieren unseres Körpers sehr wichtig. Bei Gesunden fällt er praktisch nie unter 60 mg/dl (3,3 mmol/l) und steigt selbst nach dem Essen nicht über 140 mg/dl (7,8 mmol/l).

Verschiedene Einheiten für den Blutzuckerwert
Der Blutzuckerwert lässt sich in zwei verschiedenen Einheiten angeben: Millimol pro Liter (mmol/l) oder Milligramm pro Deziliter (mg/dl). Dabei ist mmol/l die international am weitesten verbreitete Maßeinheit.
Die Angabe mg/dl bezieht sich auf das Gewicht der gelösten Zuckerteilchen pro Volumen, dagegen berechnet die Angabe mmol/l die Anzahl der Teilchen pro Volumen.
Die folgende Formel hilft beim Umrechnen:
mmol x 18 = mg/dl
mg/dl : 18 = mmol/l
So entspricht zum Beispiel ein Blutzuckerwert von 5,2 mmol/l etwa 94 mg/dl.

Folgen eines zu hohen Blutzuckerspiegels

Normalerweise ist der Urin frei von Zucker. Wird die Zuckerkonzentration im Blut jedoch zu hoch, greifen die Nieren ein. Ab einem bestimmten Zuckergehalt im Blut (180 mg/dl = 10 mmol/l bis 200 mg/dl = 11,1 mmol/l) spülen sie den überschüssigen Zucker aus. Dieser Zuckergehalt wird als „Nierenschwelle" bezeichnet und ist individuell verschieden. Dann ist Zucker im Harn nachweisbar, der Harndrang ist verstärkt. Dieser Prozess führt zu einem hohen Flüssigkeitsverlust, deshalb sind Menschen mit hohen Blutzuckerwerten auch sehr durstig.

Mit dem Harn werden auch Mineralien ausgeschieden, die die „innere Austrocknung" noch verstärken. Daher sollten Diabetiker Mineralwasser statt Limonaden trinken, zuckerhaltige Ge-

!

Diabetes mellitus bedeutet wörtlich „honigsüßer Durchfluss". Früher diagnostizierten Ärzte die Erkrankung, indem sie den Urin kosteten – dieser schmeckt bei Diabetes süß.

tränke würden die Situation zuspitzen. Häufig führt der starke Durst dazu, dass die Krankheit – vor allem bei jungen Diabetikern – überhaupt entdeckt wird. Normalisiert sich der Blutzucker wieder, ist auch der Durst wieder normal. Da Betroffene so viel trinken, kann die Waage auch einige Kilos mehr anzeigen.

Der Körper tut gut daran, den überschüssigen Zucker loszuwerden, denn er schadet den Blutgefäßen, den Organen und Nerven. Davon sind Herz, Nieren, Augen, Füße, Gehirn und Magen betroffen. Die Gefäßwände werden geschädigt, Ablagerungen hemmen den Blutfluss, in der Folge ist der Transport von Sauerstoff und Nährstoffen zu den Organen eingeschränkt. Betroffene mit drei- bis vierfach erhöhten Blutzuckerwerten leiden unter Durchblutungsstörungen, fühlen sich meist müde und schlapp. Weitere Beschwerden sind häufige Harnausscheidungen, trockene Haut und Entzündungen.

Auch Darmhormone wirken bei der Blutzuckerregulation mit
Um den Blutzuckerspiegel auf der richtigen Höhe zu halten, arbeitet der Körper mit vielen verschiedenen Mechanismen, die ein komplexes Zusammenspiel ergeben. Daran sind neben dem Insulin noch weitere Stoffwechsel-, Wachstums- und Darmhormone sowie Botenstoffe beteiligt.

Besonders interessant ist hierbei das Darmhormon Glukagon-Like-Peptid 1 (GLP-1, Darminkretin), das aus der Darmschleimhaut freigesetzt wird, wenn wir Kohlenhydrate oder Fette essen. Es hat verschiedene Wirkungen auf den Stoffwechsel. Die wichtigsten sind:

- Anregung der Insulinausscheidung in der Bauchspeicheldrüse
- Hemmung der Zuckerproduktion in der Leber
- Steigerung des Sättigungsgefühls und Verzögerung der Magenentleerung

Die Wirkung des Hormons hängt vom Traubenzucker ab, es ist also nur bei hohen Blutzuckerwerten wirksam. Der Vorteil ist, dass es bei Werten unter 65 mg/dl (3,6 mmol/l) den Blutzuckerspiegel nicht mehr weiter senkt und damit keine Unterzuckerung auslöst. Verschiedene Medikamente wirken auf dieses Darmhormon.

Diabetesformen

Man unterscheidet zwischen drei Formen von Diabetes:

- Diabetes Typ 1
- Diabetes Typ 2
- Schwangerschaftsdiabetes

Diabetes Typ 1

Diabetes Typ 1 wird auch als „Jugendlicher Diabetes" bezeichnet, da die Erkrankung meist im Kindes- oder Jugendalter bzw. vor dem 40. Lebensjahr aufritt. Die Betroffenen sind typischerweise schlank. Sie benötigen von der Diagnose an eine Insulintherapie.

Ungefähr 5 Prozent aller Diabetiker haben Typ-1-Diabetes, rund 300.000 Betroffene gibt es in Deutschland, etwa 25.000 davon sind Kinder und Jugendliche unter 19 Jahren.

Bei Diabetes Typ 1 richtet sich die Immunabwehr gegen die Betazellen der Bauchspeicheldrüse, die das Insulin produzieren, und zerstören diese nach und nach. Sind 80 Prozent der Zellen zerstört, stellt die Bauspeicheldrüse ihre Funktion ein und produziert kein Insulin mehr – und dies auf Dauer. Damit der Blutzucker auf die Zellen verteilt werden kann, müssen die Betroffenen lebenslang Insulin spritzen, und zwar mehrmals täglich. Heutzutage handelt es sich dabei um eine Substanz, deren chemische Struktur dem menschlichen Insulin entspricht. Man nennt es auch „Normalinsulin" und es wird in der Regel gentechnisch hergestellt.

!

Bei Diabetes Typ 1 stellt die Bauchspeicheldrüse dauerhaft ihre Funktion ein.

Warum die Erkrankung ausbricht, weiß man noch nicht so genau. Eine gewisse Rolle spielt die Vererbung: Hat ein Elternteil Typ-1-Diabetes, liegt die Wahrscheinlichkeit, dass ein Kind ihn auch bekommt, bei 5 Prozent. Sind beide Elternteile Typ-1-Diabetiker, liegt sie bei 20 bis 40 Prozent. Man kann dem Diabetes Typ 1 nicht vorbeugen und bislang ist er leider nicht heilbar.

Professor Dr. med. Baptist Gallwitz, Präsident der Deutschen Diabetes-Gesellschaft (DDG), meint dazu: „Dem Typ-1-Diabetes lässt sich nicht vorbeugen. Bei einer gut eingestellten Zuckerkrankheit können Betroffene aber ein fast normales Leben führen.“

Diabetes Typ 2

Bei Diabetes Typ 2 funktioniert das Regulationssystem für den Blutzucker nicht mehr. Die Körperzellen sprechen nicht mehr auf das Insulin an, es entsteht eine Insulinresistenz. Dies ist oft ein schleichender Prozess.

Wie oben besprochen, wirkt das Insulin als eine Art Türöffner. Sobald der Blutzuckerspiegel erhöht ist – zum Beispiel nach dem Essen –, wird von den Betazellen der Bauchspeicheldrüse Insulin produziert, das an die Körperzellen andockt und den Zucker (Glukose) einschleust. Der Blutzuckerspiegel sinkt, alles ist im Gleichgewicht.

Befindet sich jedoch zu oft zu viel Zucker im Blut, kommt das System irgendwann an seine Grenzen. Das Insulin versucht immer wieder, die Mengen von Glukose in den Zellen unterzubringen, diese reagieren ob des Überangebots aber immer schlechter auf das Insulin. Das betrifft vor allem die Leber- und Muskelzellen, also diejenigen Körperzellen, die den Zucker brauchen oder speichern. Die Glukose gelangt nicht mehr in die Zellen, der Blutzuckerspiegel sinkt kaum ab und die Betazellen produzieren unablässig weiter Insulin, um den Blutzuckerspiegel zu senken. Der Insulinspiegel im Blut bleibt übermäßig hoch, die Körperzellen stumpfen immer mehr ab, schließlich stehen Insulin und Glukose gemeinsam vor den verschlossenen Zellen. Das nennt man Insulinresistenz.

Irgendwann ist die Bauchspeicheldrüse von der ständigen Insulinproduktion überfordert, sie drosselt die Produktion, bis sie schließlich ganz zum Erliegen kommt. Nun fehlt dem Körper tatsächlich das Insulin, die Glukose kann nicht mehr auf die Zellen verteilt werden, die Blutzuckerwerte steigen und bleiben hoch. Der Diabetes Typ 2 hat sich manifestiert.

Wie bereits gesagt, ist die Wahrscheinlichkeit, an Diabetes Typ 2 zu erkranken, erhöht, wenn Blutsverwandte auch erkrankt sind. Dennoch müssen noch andere Faktoren hinzukommen, um die Erkrankung ausbrechen zu lassen. Die bedeutendsten sind falsche Ernährung und Bewegungsmangel, weitere Faktoren sind Rauchen und Stress.

Früher wurde Typ-2-Diabetes auch als „Altersdiabetes" bezeichnet, da er sich meist erst im fortgeschrittenen Alter entwickelte. Das Alter ist auch heute noch ein Faktor, der zu beachten ist. Im Rahmen einer Studie stellte man fest, dass nahezu 40 Prozent der Teilnehmer in der Altersgruppe der 55- bis 74-Jährigen entweder bereits an Diabetes Typ 2 oder einer Vorstufe davon litten. Zwei Drittel der Patienten mit Diabetes Typ 2 sind über 60 Jahre alt. Bei weiteren 16 Prozent der untersuchten Personen wurde eine vorübergehende Störung des Zuckerstoffwechsels bemerkt.

Dennoch ist heute auch die Anzahl der jungen Betroffenen beunruhigend hoch: Man schätzt, dass 5.000 Kinder und Jugendliche in Deutschland an Diabetes Typ 2 erkrankt sind und jedes Jahr kommen 200 Neuerkrankte hinzu. Dabei wird die Diagnose bei immer jüngeren Menschen gestellt.

> **!**
>
> Das Programm „rauchfrei" der Bundeszentrale für gesundheitliche Aufklärung hilft Ihnen, mit dem Rauchen aufzuhören (siehe Seite 137).

> **!**
>
> Diabetes Typ 2 wurde früher als Altersdiabetes bezeichnet, da vor allem ältere Menschen diese Diabetesform bekamen.

Typische Merkmale von Diabetes Typ 1 und 2

	DIABETES TYP 1	DIABETES TYP 2
Wann erkrankt man typischerweise?	Unter 40 Jahre	Über 40 Jahre
Figurtyp	In der Regel schlank	Oft übergewichtig
Ursachen	Völliger Funktionsverlust der insulinproduzierenden Betazellen in der Bauchspeicheldrüse, Veranlagung	Insulinresistenz, nachlassende Insulinbildung, erbliche Belastung
Gründe	Ungeklärt; Autoimmunerkrankung, eventuell durch Viren verursacht	Übergewicht, Bewegungsmangel
Behandlung	Insulin spritzen	Abnehmen bei Übergewicht, Bewegung, gesunde Ernährung, Heilkräuter, Tabletten, als letzte Möglichkeit Insulin spritzen

Schwangerschaftsdiabetes

Ungefähr 2 bis 4 Prozent der Schwangeren erkranken an einem Schwangerschaftsdiabetes, der sich aufgrund der Hormonumstellungen entwickelt.

Das Problem ist, dass einige der Hormone, die der Körper während der Schwangerschaft ausschüttet, die Zuckerverwertung mindern. Die Körperzellen können dann insulinresistent werden und brauchen immer mehr Insulin, um den Blutzuckerspiegel auf der richtigen Höhe zu halten. Die Bauchspeicheldrüse schafft das eine Zeit lang, doch irgendwann kann sie nicht mehr genügend Insulin produzieren, der Blutzuckerspiegel steigt an, meist ab der 24. Woche. Eine zu hohe Blutzuckerkonzentration gefährdet zum einen die gesunde Entwicklung des Kindes, zum anderen gelangt die hohe Zuckermenge über die Nabelschnur zum Kind und ernährt es übermäßig. Schon ab der 12. Schwangerschaftswoche ist die Bauchspeicheldrüse des Fetus soweit entwickelt, dass sie selbst Insulin produzieren und den überschüssigen Zucker als Fett speichern kann. Das Ergebnis sind zu dicke Babys, die dann per Kaiserschnitt zur Welt gebracht werden müssen.

Schwangerschaftsdiabetes selbst behandeln

Nicht alle Frauen, aber viele schaffen es, durch eine Umstellung auf eine zuckerarme Ernährung ihren Schwangerschaftsdiabetes in den Griff zu bekommen. Viel körperliche Aktivität hilft ebenfalls, empfohlen werden stramme Spaziergänge, Schwimmen, Übungen mit dem Theraband und eine spezielle Schwangerschaftsgymnastik.

Ist dennoch eine Behandlung erforderlich, muss Insulin gespritzt werden. Leider ist die einfachere Methode, Tabletten zu schlucken, während der Schwangerschaft tabu. Bei guter Behandlung kann sich das Kind gesund entwickeln.

Nach der Geburt normalisieren sich die Stoffwechselwerte der Mutter in der Regel sehr schnell wieder. Manche der Frauen entwickeln in höherem Lebensalter einen Diabetes Typ 2. Ein Schwangerschaftsdiabetes ist also als frühes Warnsignal anzusehen, Betroffene sollten in den Folgejahren darauf achten, ihr Normalgewicht zu halten und sich viel zu bewegen.

Risikofaktoren für Schwangerschaftsdiabetes sind:

- Alter der Mutter über 45 Jahre
- Übergewicht vor der Schwangerschaft (gemäß einem BMI höher als 30, siehe Seite 87)
- Bewegungsarmut
- Veranlagung für Diabetes in der Familie (Eltern und/oder Geschwister)
- Geschwisterkind wog 4,5 Kilogramm und mehr bei der Geburt
- Schwangerschaftsdiabetes bei vorangegangener Schwangerschaft
- Hoher Blutdruck und erhöhte Blutfettwerte

Langes Stillen schützt vor Diabetes Typ 2
Wissenschaftler des Instituts für Diabetesforschung, Helmholtz Zentrum München, fanden heraus, dass eine Stilldauer von mehr als drei Monaten zu langfristigen Veränderungen des Stoffwechsels führt. Dies schützt 40 Prozent der Frauen nach einem Schwangerschaftsdiabetes etwa 15 Jahre lang vor Diabetes Typ 2.

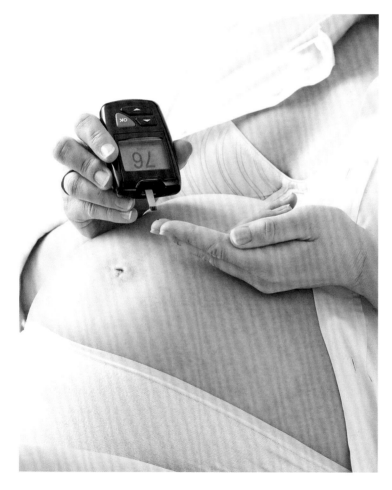

Ein Schwangerschaftsdiabetes ist als frühes Warnsignal anzusehen, in höherem Lebensalter ohne Vorsorge an Diabetes zu erkranken.

Diabetes Typ 2 – Symptome und Diagnose

Diabetes Typ 2 erkennen

Da Diabetes keine Schmerzen verursacht und sich schleichend entwickelt, wird die Krankheit oft nur durch Zufall entdeckt. Insbesondere wenn Sie zu viel Bauchfett haben, einen hohen Blutdruck und zu hohe Blutfettwerte, sollen Sie aufmerksam sein. Wenn Sie darauf achten, können Sie die Symptome leicht erkennen.

Typische Probleme bei hohem Blutzucker sind:

- Müdigkeit, Schwäche, Schwindel und Abgeschlagenheit
- Mundtrockenheit und starkes Durstgefühl
- häufiges Wasserlassen, auch noch nachts
- trockene Haut und Juckreiz
- schlecht heilende Wunden vor allem an den Füßen, Pilzbefall
- erhöhte Infektanfälligkeit, häufige Erkältungen
- Kribbeln und Gefühllosigkeit in den Beinen
- das Sehen wird schlechter, wechselnde Sehstärke
- Appetitlosigkeit und Hungerattacken wechseln sich ab
- Potenzstörungen bzw. Libidoverlust
- Muskelkrämpfe
- Nervenerkrankungen
- Übelkeit, Bauchschmerzen
- Harnwegsinfekte
- psychische Veränderungen wie aggressives Verhalten
- Vorstufe bzw. Begleiterkrankung: Fettleber
- bei Frauen: Menstruationsstörungen, verminderte Fruchtbarkeit
- bei Kindern: Wachstumsstörungen, Bettnässen, Gewichtsabnahme

Sollten Sie einige dieser Symptome bei sich feststellen, konsultieren Sie bitte einen Arzt.

Diabetes Typ 2 diagnostizieren

Die beschriebenen Symptome weisen auf einen Diabetes hin, doch die Diagnose muss Ihr Arzt stellen. Die Deutsche Diabetes-Gesellschaft empfiehlt, dass Hausärzte alle Patienten über 45 Jahre alle drei Jahre routinemäßig auf Typ-2-Diabetes testen. Bei einem Diabetesrisiko sollte dies jedes Jahr geschehen, egal wie alt man ist. Ein erhöhtes Diabetesrisiko besteht:

- wenn ein Verwandter ersten Grades – also Eltern oder Geschwister – an Diabetes Typ 2 erkrankt ist
- bei Übergewicht und wenig Bewegung
- bei einem Bluthochdruck über 140/90 mmHg
- wenn ein Schwangerschaftsdiabetes bestand oder das Neugeborene über 4.000 Gramm wog
- wenn vorangegangene Blutzuckermessungen mal grenzwertig waren oder sogar im Bereich von Diabetes lagen
- bei Augen- und/oder Nierenerkrankungen

Grauzone Prädiabetes

Bis sich ein Typ-2-Diabetes entwickelt, können oft viele Jahre vergehen. Jedoch wird die Gesundheit oft schon vorher geschädigt, wenn der Zuckerstoffwechsel über der Norm liegt, aber die Bedingungen für eine Diabetes-Diagnose noch nicht erfüllt sind. Solche Werte weisen darauf hin, dass das Insulin nicht mehr richtig wirkt und der Blutzucker nicht ausreichend von den Zellen aufgenommen wird. Ärzte sprechen von einem Prädiabetes, wenn eines der folgenden Kriterien erfüllt ist:

- Der Nüchternblutzucker liegt zwischen 100 und 125 mg/dl (5,6 und 6,9 mmol/l)
- Die Blutzuckerkonzentration liegt zwei Stunden nach Gabe von Glukose (Glukosetoleranz) zwischen 140 und 199 mg/dl (7,8–11,1 mmol/l)
- Der Langzeitzuckerwert HbA1c (siehe unten) liegt zwischen 5,7 und 6,4 Prozent (39 und 47 mmol/mol).

Die Blutzuckerwerte sind entscheidend

Zur Diagnose bestimmt der Arzt Ihre Blutzuckerwerte. Der Nüchternblutzucker wird morgens vor dem Frühstück ermittelt und sollte unter 110 mg/dl (6 mmol/l) liegen. Während des Tages schwankt der Wert, er sollte aber auch nach dem Essen nicht über 140 mg/dl (7,8 mmol/l) ansteigen.

Wenn Sie dreimal am Tag essen, haben Sie eine Blutzuckertageskurve mit drei hohen Werten und drei flachen Tälern. Bei Diabetes sind die Schwankungen stärker.

Typ 2 Diabetes liegt vor:

- wenn der Nüchternblutzucker mindestens 126 mg/dl (7 mmol/l) beträgt
- wenn der Blutzucker bei einer gelegentlichen Messung im Laufe des Tages über 200 mg/dl (11,1 mmol/l) beträgt und wenn dies bei einer zweiten Messung immer noch der Fall ist
- wenn der HbA1c-Wert (siehe unten) über 6,5 Prozent (mindestens 48 mmol/l) liegt
- wenn der Blutzucker zwei Stunden nach dem Trinken einer standardisierten Zuckerlösung bei über 200 mg/dl (11,1 mmol/l) liegt (Glukosetoleranztest)

Stellt der Arzt bei Ihnen aufgrund der Blutzuckerwerte einen Diabetes Typ 2 fest, wird er zusätzlich den Augenhintergrund, Urin, Blutdruck, Nerven und Füße sowie die Blutfett- und Nierenwerte untersuchen.

Besuchen Sie eine Diabetes-Schulung

Wurde bei Ihnen ein Diabetes diagnostiziert, wird Ihr Arzt Ihnen eine Diabetes-Schulung vorschlagen. Dies ist absolut empfehlenswert, lernen Sie dort doch alles, was Sie rund um Ihre Erkrankung wissen sollten. Unter fachkundiger Anleitung üben Sie zum Beispiel, wie Sie Blutzucker-Messgeräte und Pens anwenden. Und Sie erfahren viel darüber, wie Sie mit Ihrer Krankheit umgehen können und sollten. Je mehr Sie wissen, umso besser können Sie zum Beispiel Folgeerkrankungen vermeiden.

Wenn Ihr Arzt solche Schulungen nicht selbst durchführt, lassen Sie sich von ihm an eine diabetologische Schwerpunktpraxis oder einen Schulungsverein überweisen. Die Kosten für die Schulung trägt in der Regel Ihre Krankenkasse, die Ihnen ebenfalls Angebote zur Diabetes-Schulung empfehlen kann. Ein spezielles Behandlungsprogramm ist zum Beispiel das „Disease-Management-Programm", abgekürzt DMP. Dabei handelt es sich um ein strukturiertes Behandlungsprogramm, das Krankenkassen für einige chronische Erkrankungen anbieten. Es beinhaltet regelmäßige Kontrolluntersuchungen, Patientenschulungen und Behandlungsrichtlinien. Sie erhalten dabei auch Schulungsunterlagen wie Bücher und Arbeitsmaterialien sowie Hilfsmittel wie Ernährungstabellen oder Selbstkontrollhefte. Ihr Hausarzt kann Sie in der Regel in ein solches Programm einschreiben.

Die Schulungsprogramme sind sehr vielfältig, und es gibt Schulungen für Diabetiker mit und ohne Insulintherapie. Sie können lernen, Unterzuckerung oder auch Überzuckerung besser zu erkennen und üben, was im Notfall zu tun ist, Sie erfahren, wie Sie sich gesund ernähren, und bekommen Tipps, wie Sie sich mehr bewegen. Andere Angebote richten sich an Patienten, bei denen diabetesbedingte Probleme wie Bluthochdruck, Augen-, Nerven- oder Nierenerkrankungen aufgetreten sind.

Meist dürfen an der Schulung auch Angehörige oder Partner teilnehmen, die Sie schließlich im Alltag unterstützen sollen. Anschließend sollten Sie Ihren Diabetesalltag gut meistern können.

!

In Deutschland gibt es etwa 3.000 Berater und 6.000 Assistenten, die für die Betreuung von Diabetikern ausgebildet sind.

Diabetes-Schulungen – wie oft?
Nach der Diabetes-Diagnose sollten Sie auf jeden Fall eine Schulung besuchen, um für die Herausforderungen, die die Erkrankung an Sie stellt, gewappnet zu sein. Ob weitere Schulungen erforderlich sind, hängt vom Krankheitsverlauf ab. Unbedingt notwendig sind sie zum Beispiel, wenn Ihr HbA1c-Wert (siehe unten) über zwei Quartale schlechter geworden ist und Sie dafür keine Erklärung haben. Dann sollten Sie die Ursachen im Rahmen einer Schulung herausfinden. Andere Gründe sind häufige Unterzuckerungen ohne wirklichen Grund oder große Probleme mit Folgeerkrankungen. Ganz allgemein ist es sinnvoll, sein Wissen in gewissen Abständen aufzufrischen.

!

Je niedriger der HbA1c-Wert ist, desto geringer ist das Risiko für diabetesbedingte Folgeerkrankungen.

Der HbA1c-Wert

Den HbA1c-Wert kann man kurz als „Langzeitblutzuckerwert" bezeichnen. Dieser Wert zeigt an, wie sich Ihre Blutzuckerwerte in den letzten acht bis zwölf Wochen im Durchschnitt bewegt haben. Er ist komplett unabhängig vom aktuellen Blutzuckerwert, folglich kann er zu jeder beliebigen Tageszeit gemessen werden. Je niedriger der HbA1c-Wert ist, desto besser ist Ihr Stoffwechsel eingestellt.

Die Abkürzung HbA1c setzt sich folgendermaßen zusammen: Hb ist die Abkürzung für „Hämoglobin", das ist der Farbstoff unserer roten Blutkörperchen, die den Sauerstoff in unserem Körper transportieren. Die Hämoglobin-Variante A1c bindet Zucker fest an sich – allerdings langsam. Ist die Zuckerkonzentration kurzfristig hoch, passiert erst einmal nichts. Ist der Blutzuckerspiegel jedoch längere Zeit erhöht, bleibt der Zucker am Hämoglobin gebunden – und dies während der Lebensdauer der roten Blutkörperchen von 100 bis 120 Tagen. Daher ist dieser Wert ein guter Anhaltspunkt für die Blutzuckereinstellung während der vergangenen acht bis zwölf Wochen.

Bei Gesunden liegt der HbA1c-Wert zwischen 4,5 und 6 Prozent (26 bis 42 mmol/mol), bei Diabetikern zwischen 6,5 und 7,5 Prozent (48 bis 58 mmol/mol). Nur bei sehr kranken oder hochbetagten Menschen darf er höher sein, doch keinesfalls höher als 9 Prozent (75 mmol/mol).

Am besten lassen Sie den HbA1c-Wert jedes Quartal bestimmen. Damit haben Sie eine wichtige Rückmeldung über die Stoffwechsellage und sehen, ob Ihre Behandlung anschlägt.

HbA1c-Wert

Seit dem 1. April 2010 wird der HbA1c-Wert nicht mehr in Prozent, sondern in Millimol pro Mol Hämoglobin (mmol/mol) berechnet. Die bisherige magische Sieben – also 7 Prozent –, die der obere Zielwert der Blutzuckereinstellung sein sollte, sind jetzt 53 mmol/mol.

Der neue Wert bezieht sich auf eine genauere Messmethode, die Verunreinigungen durch andere körpereigene Hämoglobine (Blutfarbstoffe) leichter ausschließen kann, und ist international standardisiert. Das hat den Vorteil, dass Forscher wissenschaftliche Daten weltweit besser vergleichen können. Aber auch für Sie als Diabetiker ist es nun einfacher, wenn Sie zum Beispiel im Ausland Ihre Werte bestimmen lassen müssen. Um die Umstellung zu erleichtern, werden vorerst beide Werte nebeneinander genannt.

Mit Diabetes Typ 2 leben

Nach der Diagnose wird der Arzt mit Ihnen einen Therapieplan erstellen. Das oberste Ziel der Therapie ist es, den Blutzucker zu senken und auf einem guten Niveau zu halten. Um dies zu erreichen, gibt es verschiedene Möglichkeiten. In aller Regel gilt es, die Ernährung zu ändern, gegebenenfalls abzunehmen und sich mehr zu bewegen, möglicherweise kommt auch eine Behandlung

!

Ziel der Diabetestherapie ist es, den Blutzucker zu senken, um damit akute Beschwerden zu lindern und Spätfolgen zu vermeiden.

mit Tabletten in Frage. Wenn diese Therapien nicht (mehr) ausreichen, ist es notwendig, Insulin zu spritzen.

Den Lebensstil ändern

!

Gesunde Ernährung, Übergewicht abbauen, mehr Bewegung – den Lebensstil zu ändern ist die Basis der Diabetestherapie und entscheidend für ihren Erfolg. In den ersten Jahren der Erkrankung können diese Maßnahmen genügen, den Diabetes in den Griff zu bekommen, oder ihn sogar ganz loszuwerden. Das alles können Sie selbst in die Hand nehmen, dafür bekommen Sie in diesem Buch zahlreiche Ratschläge und Hinweise.

Der Diabetespass – Hilfe für das Selbstmanagement

Mit einem Diabetespass oder einem Diabetestagebuch können Sie den Verlauf Ihrer Diabeteserkrankung von Anfang an dokumentieren. Das ist wichtig für Sie, damit Sie sehen, wie sich die Maßnahmen auswirken, und es ist wichtig für Ihren Arzt, der auf dieser Basis Ihre Behandlung optimieren kann.

In den Diabetespass tragen Sie zunächst Ihre Ausgangswerte und Ihre Zielwerte ein sowie die Medikamente, die Sie gegebenenfalls einnehmen. Dann ergänzen Sie regelmäßig Ihre Messwerte und weitere Informationen. Die Daten legen Sie Ihrem Arzt bei den regelmäßigen Kontrolluntersuchungen vor.

Es gibt verschiedene Vorlagen für einen solchen Diabetespass oder ein Diabetestagebuch. Sie bekommen es zum Beispiel von Ihrem Arzt, im Rahmen von Schulungen oder von Ihrer Krankenkasse. Besonders praktisch ist ein elektronischer Diabetespass – im Internet finden Sie die nötige Software für Ihren Rechner oder Apps für Ihr Smartphone.

Diese Dokumentation sollte folgende Informationen enthalten:

- persönliche Daten und Notfallkontakt
- Blutdruck- und Blutzuckerwerte
- Körpergewicht

- Behandlungsziele
- aktuelle Medikamentenliste
- regelmäßige Kontrolluntersuchungen mit Ergebnissen
- Durchführung der Vibrationsmessung an den Beinen und Füßen
- Befunde von Untersuchungen der Blutgefäße, des Nervensystems, der Augen etc.

Diese Daten sollten Sie immer bei sich führen, damit auch andere Ärzte oder andere Personen im Fall eines Notfalls auf die Informationen zurückgreifen können.

Mit einem Diabetespass oder einem Diabetestagebuch können Sie den Verlauf Ihrer Diabeteserkrankung von Anfang an dokumentieren.

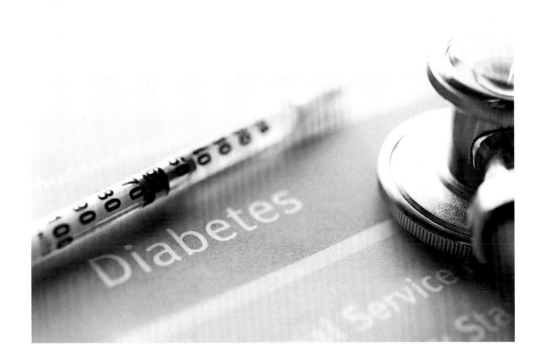

Diese Werte sollten Diabetiker anstreben

ART DES WERTES	DIABETIKER
Normalgewicht	Individuell, siehe Seite 86
Blutzucker nüchtern	80 bis 120 mg/dl (4,4 bis 6,7 mmol/l)
Blutzucker 1 bis 2 Stunden nach dem Essen	80 bis 140 mg/dl (4,4 bis 7,8 mmol/l)
HbA1c	6,5 bis 7,5 Prozent (48 bis 58 mmol/mol)
Harnzucker	0
Cholesterin (Gesamt)	Unter 200 mg/dl
LDL-Cholesterin	Unter 100 mg/dl
HDL-Cholesterin	Über 45 mg/dl
Triglyzeride, nüchtern	Unter 150 mg/dl
Blutdruck (ohne Nierenschädigung)	Unter 130/80 mm Hg
Blutdruck (bei Nierenschädigung)	Unter 125/75 mm Hg

(Quelle: Diabetiker-Ratgeber)

Den Blutzuckerspiegel messen

Wie bereits gesagt, sind die Blutzuckerwerte das A und O bei der Diabetes-Diagnose, und das Ziel der Behandlung ist ein ausgeglichener Zuckerstoffwechsel. Dazu müssen Sie regelmäßig Ihren Blutzucker messen. Dies ist dank moderner Messgeräte für den Hausgebrauch kein Problem.

Mithilfe einer Stechhilfe wird ein stecknadelkopfgroßer Blutstropfen aus der Fingerkuppe gewonnen und auf einen Teststreifen aufgebracht. Dieser wird in dem Messgerät innerhalb von nicht mal einer Minute ausgelesen und die Werte werden auf dem Bildschirm angezeigt. Zur Entnahme des Blutes sind die seitlichen Fingerspitzen von Mittel-, Ring- und kleinem Finger am besten geeignet.

Blutzuckermessgeräte bekommen Sie in der Apotheke, in der Drogerie und natürlich auch im Internet. Manchmal wird ein kostenloses oder sehr preisgünstiges Starterset angeboten, da die Hersteller vor allem am Verkauf der Teststreifen verdienen.

Im Normalfall und wenn Sie gut eingestellt sind, genügt es, wenn Sie Ihren Blutzucker morgens und zusätzlich einmal pro Woche nach einer Hauptmahlzeit messen. Sind die Werte ungewöhnlich, wird Ihr Arzt Sie bitten, ein oder zwei Tage zusätzlich zu messen, um Ihre Behandlung anzupassen oder möglicherweise auf andere Medikamente zu wechseln.

Die Messwerte notieren Sie gemeinsam mit den Besonderheiten in einem Blutzuckertagebuch. Nach einem Restaurantbesuch, einer Tüte Gummibärchen, einer Torte etc. können Ihre Blutzuckerwerte in die Höhe schnellen. Diese Erfahrung kann Ihr zukünftiges Essverhalten beeinflussen.

!

Wie häufig der Blutzucker gemessen werden sollte, ist von Patient zu Patient unterschiedlich. Besprechen Sie dies mit Ihrem Arzt.

Den Harnzucker messen

Sie können den Blutzuckerwert auch kontrollieren, indem Sie den Harnzucker messen. Dafür tauchen Sie ganz einfach ein bis zwei Stunden nach der Hauptmahlzeit einen Teststreifen in Ihren Harn ein: Ist das Ergebnis negativ, liegt der Blutzucker nicht über der Nierenschwelle von 180 mg/dl (10 mmol/l) und die Mahlzeit war in Ordnung. Dafür reichen ganz simple preisgünstige Harnteststreifen, die nur positiv oder negativ anzeigen. Nach den Mahlzeiten muss man nicht mehr wissen.

Die Gefahr der Unterzuckerung

Unterzuckerung kommt bei Typ-2-Diabetikern, die kein Insulin spritzen, nur sehr selten vor. Eine Ausnahme sind Betroffene, deren Nierenfunktion stark eingeschränkt ist. Sie können sich auch nicht nach dem Harnzucker richten, sondern müssen den Blutzucker direkt messen.

Die medikamentöse Therapie spielt hier ebenfalls eine Rolle. So erhöhen zum Beispiel Sulfonylharnstoffe das Risiko für eine Unterzuckerung, Metformine hingegen nicht.

Zu den häufigsten Ursachen für eine Unterzuckerung gehören körperliche Aktivitäten, denn die Muskeln verbrauchen bei Anstrengung mehr Glukose. Aber auch hier besteht für Typ-2-Diabetiker nur dann ein Unterzuckerungsrisiko, wenn die oben genannten Faktoren zutreffen.

Erste Kennzeichen für eine Unterzuckerung sind Schwitzen, Herzjagen, Heißhunger und Zittern. Traubenzucker und gesüßte Getränke helfen sofort. Tritt beim Sport Unterzuckerung auf, sollten Sie zusätzlich etwas essen, das den Blutzucker langsam erhöht, zum Beispiel ein Butterbrot oder einen Müsliriegel.

Wann benötigt man „Zuckertabletten"?

Sie haben Ihren Lebensstil geändert, vielleicht hat das die Werte eine Weile gebessert, aber nun ist Ihr Blutzucker nach den Mahlzeiten immer öfter zu hoch? Das ist ein Hinweis darauf, dass Ihre Bauchspeicheldrüse nicht mehr genug Insulin produzieren kann. Dann kommen Tabletten zum Einsatz. Hierbei liegt das Augenmerk auf dem Blutzuckerlangzeitwert HbA1c: Liegt dieser trotz der veränderten Lebensweise dauerhaft – das heißt länger als drei Monate – über 6,5 bis 7,5 Prozent (48 bis 58 mmol/mol), ist eine medikamentöse Therapie angezeigt.

Medikamente können eine gesunde Lebensweise mit ausreichend Bewegung und der richtigen Ernährung nicht ersetzen, aber unterstützen. Je später der Diabetes wirklich ausbricht, desto geringer sind die Risiken für diabetische Folgeerkrankungen.

Es gibt verschiedene Zuckertabletten mit ganz unterschiedlichen Wirkungsarten. Einige der Medikamente können Sie nur einsetzen, solange die Bauchspeicheldrüse noch Insulin bilden kann. Sie müssen auf jeden Fall vom Arzt verschrieben werden.

Metformin ist eines der wichtigsten Medikamente zur Behandlung von Diabetes Typ 2. Es senkt die Freisetzung von Zucker aus der Leber, verzögert die Glukoseaufnahme in die Darmzellen und senkt die Insulinresistenz.

Glinide erhöhen kurzfristig und kurzzeitig die Insulinproduktion der Bauchspeicheldrüse, können also nur dann wirken, wenn der Körper noch selbst Insulin herstellen kann. Sie wirken schnell, haben aber eine relativ kurze Wirkdauer. Sulfonylharnstoffe sind, ähnlich wie die Glinide, in der Lage, die Insulinproduktion der Bauchspeicheldrüse anzuregen. Sie wirken über mehrere Stunden.

Alpha-Glukosidase-Hemmer bremsen die Aufspaltung der Kohlenhydrate im Darm, was die Aufnahme von Glukose in das Blut verzögert. Dadurch steigt der Blutzuckerspiegel nach dem Essen nicht so schnell und hoch an.

Glitazone machen die Zellen wieder empfindlicher für Insulin, so dass wieder mehr Glukose eingeschleust werden kann.

DPP-4-Hemmer sind eine relativ neue Wirkstoffgruppe. Sie verstärken die Wirkung des Darmhormons GLP-1, welches nach der Nahrungsaufnahme vom Dünndarm ausgeschüttet wird und unter anderem die Freisetzung von Insulin fördert.

> **!**
>
> Diabetes-Medikamente haben ganz unterschiedliche Wirkungsarten.

Nicht nur Insulin wird gespritzt

Neben den Zuckertabletten, die oral eingenommen werden, und dem Insulin, das gespritzt werden muss, gibt es seit einigen Jahren eine weitere Medikamentengruppe, die per Spritze verabreicht wird: die sogenannten GLP-1-Agonisten, auch GLP-1-Mimetika oder Inkretin-Mimetika genannt. Sie wirken so ähnlich wie das Darmhormon GLP-1 (siehe Seite 11). Bei Typ-2-Diabetes ist die natürliche Blutzuckerregulation durch dieses Hormon fast vollständig zerstört. Aber es gibt mehrere Wirkstoffklassen, die dieses Hormon ersetzen.

Es ist kaum zu glauben, wo man den grundlegenden Wirkstoff gefunden hat: im Speichel einer Echse! Diese Substanz – genannt Exenatide – ähnelt dem menschlichen Darmhormon und hat die gleichen blutzuckersenkenden Eigenschaften. Darüber hinaus hält die Wirkung über mehrere Stunden an! Erfreulicherweise hat dieses Hormon auch einen positiven Einfluss auf die Betazellen der Bauchspeicheldrüse, fördert ihre Neubildung, ihr Wachstum und verhindert ihr Absterben.

Da es sich bei dieser Substanz um ein Eiweißhormon handelt, das man nicht einfach schlucken kann – es würde verdaut –, muss man sie leider spritzen, was für viele Patienten eine große Überwindung bedeutet. Aber immerhin hat man es geschafft, eine Darreichungsform zu entwickeln, die nur einmal wöchentlich gespritzt werden muss, und nicht mehr täglich. Leider wirkt das Mittel nicht bei allen, so dass jeder für sich testen muss, ob es hilft.

Die Insulintherapie

Bei anhaltend hohen Blutzuckerwerten ist die Behandlung mit Insulin unumgänglich, da die hohen Werte für Augen, Nieren, Nerven und Herz extrem schädlich sind. Mit der Insulinbehandlung sollte man beginnen, wenn der HbA1c-Wert mit Metformin und eventuell einem weiteren Diabetesmedikament innerhalb von sechs Monaten zu hoch ist, also über dem Behandlungsziel von in der Regel zwischen 6,5 bis 7,5 Prozent (48 bis 58 mmol/mol) bleibt. Ob dieses Ziel auch für Sie gilt, sollten Sie mit Ihrem Arzt abklären, da hierbei viele Gründe wie Alter, Folgeerkrankungen oder Lebensumstände zu bedenken sind.

Gerade am Anfang einer Insulintherapie nehmen viele Patienten zu. Das können Sie verhindern, wenn Sie schon vorher damit beginnen, sich bewusst zu ernähren und sich mehr zu bewegen. Sie sind übergewichtig und haben es bisher nicht geschafft, auf eigene Faust abzunehmen? Dann sollten Sie spätestens jetzt an eine qualifizierte Ernährungsberatung denken. Mit einer fettarmen sowie kalorienbewussten Ernährung und mehr Bewegung können Sie Ihr Gewicht reduzieren und auf einem gesunden Niveau halten.

Welche Therapie für Sie in Frage kommt, hängt von vielen Faktoren ab: Sind Ihre Blutzuckerwerte vor allem morgens oder abends erhöht? Welche Tabletten nehmen Sie ein und wie wirken diese? Wie geregelt ist Ihr Tagesablauf? Bestehen Begleiterkrankungen oder irgendwelche Einschränkungen, die eine selbstständige Therapie erschweren? Ihr Arzt erstellt für Sie und mit Ihnen ein maßgeschneidertes Dosierungsschema. Bei vielen Diabetikern genügt eine einzige tägliche Gabe eines Insulins als Ergänzung zur Tablette.

Sie haben Angst vor dem Spritzen? Das ist nicht nötig. Die Spritzen, mit denen das Insulin unter die Haut gebracht wird, sehen heutzutage aus wie Kugelschreiber – daher die Bezeichnung „Pen", englisch für Stift. Sie sind sehr handlich und die Nadeln dieser Insulinpens sind inzwischen so fein, dass man den Einstich kaum noch spürt.

!

Das korrekte Spritzen lernen Sie am besten in einer Schulung.

Der richtige Zeitpunkt für den Einsatz von Insulin

Wie gesagt, ist es bei den entsprechenden Werten unumgänglich, Insulin zu spritzen. Allerdings setzen bei uns Diabetologen vergleichsweise früh die Insulintherapie ein, um gravierende Langzeitfolgen zu verhindern. Die Folge: Beim Insulinverbrauch steht Deutschland im internationalen Vergleich an der Spitze. Deutschland benötigt 413 Einheiten Insulin pro Kopf und Jahr. Die Japaner, bei denen es relativ wenig Übergewichtige gibt, kommen durchschnittlich mit 97 Einheiten pro Einwohner im Jahr aus. Die Franzosen mit ihrer gesunden Mittelmeerkost verbrauchen im Jahr nur etwa halb so viel wie wir, nämlich ganze 205 Einheiten.

Zu früh Insulin zu geben, hat auch Nachteile, da es den gesamten Stoffwechsel verändert: Das Hormon steigert den Appetit und den Hunger. Die Fettverbrennung in den Zellen ist blockiert, das wiederum erzeugt noch mehr Hunger. Gleichzeitig werden Fette aus der Nahrung besonders gut aufgenommen, was dazu führt, dass viele Diabetes-Patienten noch mehr an Gewicht zulegen. Das ist aber noch nicht alles: Insulin steht im Verdacht, das Krebsrisiko zu erhöhen. Das ist unter anderem für Bauchspeicheldrüsen- und Leberkrebs nachgewiesen. Es scheint, als kurble Insulin über verschiedene Hebel das Wachstum von Krebszellen an.

Bei den Ärzten gibt es zwei Lager: Die einen behandeln sehr schnell mit Insulin, die anderen setzen auf Heilung.

Ist Diabetes Typ 2 heilbar?

!

Es gibt viele Beispiele dafür, dass Patienten nach einer konsequenten Änderung ihres Lebensstils auf Dauer ohne Medikamente auskommen und sogar das Insulin wieder absetzen können.

Bis vor kurzem nahm man an, dass nicht nur Diabetes Typ 1, sondern auch Typ-2-Diabetes unheilbar seien. Zunehmend kristallisiert sich jedoch heraus, dass das nicht stimmt. Offensichtlich kann der Körper die Insulinproduktion neu lernen, und zwar durch die richtige Ernährung. Dafür ist jedoch Disziplin erforderlich. Bei Übergewicht gehört Abnehmen dazu: Nimmt man ab und stellt seine Ernährung dauerhaft um, so lernt der Körper mit der Zeit wieder, ausreichend Insulin zu produzieren. „Die Erfolge, die ein gesunder Lebensstil mit sich bringt, können so groß sein, dass Patienten von der Insulintherapie auf Tabletten umsteigen können oder sogar zeitweise gar keine Medikamente mehr benötigen", so Professor Dr. med. Baptist Gallwitz, Präsident der Deutschen Diabetes Gesellschaft (DDG).

Vor allem in den ersten Krankheitsjahren schaffen es viele Diabetiker, allein durch eine konsequente Änderung ihres Lebensstils die Blutzuckerwerte wieder zu normalisieren und so die Krankheit wieder loszuwerden. Das ist wissenschaftlich bewiesen. Diejenigen, die bislang wenig Sport getrieben haben und deutlich übergewichtig sind, haben die besten Chancen. Oft sorgt bereits ein Gewichtsverlust von drei bis vier Kilo innerhalb von zwei Jahren und regelmäßige Bewegung für normale Blutzuckerwerte! Dies weiß man aus Studien, die zur Vorbeugung von Diabetes durchgeführt wurden. Mehr als die Hälfte der Risikopatienten konnten den Ausbruch des Typ-2-Diabetes verhindern!

Aber auch nach vielen Diabetesjahren ist es noch möglich, das Steuer herumzureißen. Bewegung, Ernährung und Gewicht sind die wichtigsten Parameter; wie genau sie zusammenspielen, ist individuell verschieden. So kann zum Beispiel auch eine Extremdiät helfen.

Nur manchmal arbeitet die Bauchspeicheldrüse nicht mehr ausreichend mit, dann hilft weder die eine noch die andere Maßnahme. Aber einen Versuch ist es in jedem Fall wert!

Im Folgenden stelle ich Ihnen zwei Studien vor, die zeigen, dass Diabetes Typ 2 geheilt werden kann.

Mit Bewegung und Eiweiß-Shakes den Blutzucker senken und abnehmen

Professor Dr. med. Stephan Martin, Chefarzt für Diabetologie und Direktor des Westdeutschen Diabetes- und Gesundheitszentrums (WDGZ), hat eine Methode entwickelt, die im Rahmen einer Studie bei 90 Prozent seiner Patienten erfolgreich war. Dabei handelte es sich um Patienten, bei denen die Ärzte nicht mehr weiter wussten. Diese Personen bekamen durchschnittlich 150 Einheiten Insulin pro Tag – und nicht einmal diese Menge genügte. Sie hatten hohe Blutzuckerwerte, nahmen immer mehr zu und brauchten noch mehr Insulin.

Die Teilnehmer der Studie mussten sich bewegen, sich kohlenhydratarm ernähren und eine Formula-Diät einhalten – und dies alles möglichst diszipliniert. Nach und nach konnten die Patienten Insulin zunächst teilweise und später sogar ganz absetzen. Völlig überraschend benötigten sogar neun von zehn Studienteilnehmern am Ende der Untersuchung gar kein zusätzliches Insulin mehr.

!

„Das neue Diabetes-Programm" können auch Sie zu Hause umsetzen. Beraten Sie sich vorher jedoch mit Ihrem Arzt.

„Das neue Diabetes-Programm" geht über zwölf Wochen. In den ersten Tagen verzichten die Teilnehmer ganz auf feste Nahrung und trinken stattdessen spezielle Eiweiß-Shakes, das soll den Start in die Ernährungsumstellung erleichtern. Diese Shakes enthalten wichtige Nährstoffe, viel Eiweiß und sehr wenig Kohlenhydrate. In der ersten Woche ersetzt der Shake Frühstück, Mittag- und Abendessen. Es stellte sich heraus, dass Diät-Patienten häufig sehr gut auf solche Shakes ansprechen, da sie sich schnell und unkompliziert zubereiten lassen.

Im Anschluss dürfen die Teilnehmer einmal am Tag wieder richtig essen, allerdings eiweißreich und kohlenhydratarm. Zwei Mahlzeiten werden durch Eiweiß-Shakes ersetzt. Diese Phase dauert drei Wochen, und ab der fünften Woche wird nur noch eine Mahlzeit durch einen Shake ersetzt. Während des Programms sind die Teilnehmer angehalten, sich regelmäßig zu bewegen.

Natürlich ist es wichtig, nach Abschluss des Programms die neuen Gewohnheiten beizubehalten, also eiweißreiche, kohlenhydratarme Ernährung und regelmäßige Bewegung. Das ist nicht einfach, aber der Erfolg sollte dabei helfen, konsequent zu bleiben. Vor allem die gesunde Ernährung ist in der Regel zu Hause leichter umzusetzen als im Büro oder unterwegs. Das Mittagessen in der Kantine, das Angebot beim Bäcker, der Kuchen zum Kaffee und auch das Hotel-Buffet im Urlaub – all diesen Versuchungen gilt es zu widerstehen. Die Fülle an Lebensmitteln, die überall und jederzeit erreichbar ist, kann zu Rückschlägen führen. Dann ist es wichtig, dies als Ausrutscher zu akzeptieren und anschließend die gesunde, zurückhaltende Ernährung wieder fortzusetzen. Für all dies benötigt man Willenskraft und Durchhaltevermögen, aber es lohnt sich! Die Pfunde werden weniger, das Insulin kann weiter reduziert oder sogar abgesetzt werden.

Typ-1-Diabetiker und chronisch Kranke, deren Bauchspeicheldrüse zu wenig produziert, dürfen dieses Programm nicht durchführen. Zudem raten Experten dazu, es in ärztlicher Begleitung zu beginnen. Insulinpflichtige Diabetiker sollten nicht auf eigene Faust mit der Crash-Diät beginnen und auf keinen Fall einfach ihre Medikamente weglassen.

Durch Magenverkleinerung die Blutzuckerwerte senken

Eine US-Studie zeigt, dass eine Magenverkleinerung die Blutzuckerwerte von Patienten mit Typ-2-Diabetes nachhaltig senken kann. Bei einer Bypass-Operation wird der Magen wenige Zentimeter unter dem Mageneingang abgetrennt, der Dünndarm wird verkürzt und direkt an den verbliebenen Restmagen angenäht. Das Fassungsvermögen des Magens ist nun deutlich begrenzt, außerdem beginnt die Verdauung erst in späteren Darmabschnitten, wodurch weniger Nährstoffe, insbesondere weniger Kohlenhydrate aufgenommen werden.

Dr. med. Sayeed Ikramuddin von der Universität in Minneapolis untersuchte an 120 Patienten, ob eine Magen-Bypass-Operation eine Therapieoption für Diabetiker sein könnte. Bei allen Patienten erfolgte zunächst ein intensives Therapiemanagement, das neben der Anleitung zur Lebensstilveränderung medikamentöse Maßnahmen gegen Diabetes, Übergewicht und Bluthochdruck beinhaltete. In einer zweiten Phase unterzogen sich 60 Patienten, die nach einem Zufallsprinzip ausgewählt wurden, einer Magen-Bypass-Operation. Die übrigen Studienteilnehmer wurden weiterhin konventionell behandelt. Das Ergebnis: Die operierten Patienten benötigten in der Folge deutlich weniger Antidiabetika, Antihypertensiva und Lipidsenker. Außerdem nahmen sie deutlich stärker an Gewicht ab.

Das ist beeindruckend, jedoch muss ein solcher Eingriff gut überlegt sein. Die Operation selbst ist kein Routineeingriff und birgt verschiedene Risiken, so traten bei 22 von den 60 Patienten Komplikationen auf.

Auch nach überstandener Operation bleiben einige Probleme. Der neue Magen ist kleiner und kann weniger fassen. Dadurch passiert ihn die Nahrung schneller und das Essen wird zum Teil nicht richtig angedaut. Die Folge ist, dass die Patienten an Übelkeit, Blähungen, Erbrechen, Durchfall, Schweißausbrüchen oder Schwindelgefühl leiden. Nach einer Magenverkleinerung müssen sich die Patienten ihr Leben lang an genaue Essensregeln halten. Sie dürfen – und können – nicht mehr so viel essen, und das, was sie essen, muss gut abgestimmt sein, damit der Körper genügend Nährstoffe erhält. Sehr häufig entsteht ein Mangel an Mineralstoffen, Vitaminen und Spurenelementen, die dann ergänzend eingenommen werden müssen.

Damit die Operation von der Krankenkasse bezahlt wird, müssen die Patienten zuerst zeigen, dass sie mit Diäten und Bewegung allein keinen Erfolg hatten. Außerdem müssen sie beweisen, dass sie den festen Wunsch haben, wirklich nachhaltig etwas verändern zu wollen. Deshalb müssen sie ein Jahr lang an Kursen teilnehmen und einen Psychologen aufsuchen. Auch eine Magenverkleinerung verlangt von den Patienten eine gehörige Portion Disziplin, um anschließend nicht wieder zuzunehmen.

!

Da man nach einer Magenverkleinerung nur noch geringere Mengen Nahrung auf einmal zuführen kann, sinken auch die Blutzuckerwerte schnell.

Vorbeugen ist extrem wichtig

Für Professor Dr. med. Peter Schwarz vom Universitätsklinikum Carl Gustav Carus der TU Dresden steht fest: „Der beste Weg, Diabetes zu heilen, ist, ihn zu verhindern. Mehrere große internationale Studien belegen, dass die Prävention des Diabetes und der Begleitkomplikationen erfolgreich durchführbar und kosteneffektiv ist."

Eine gute Möglichkeit, Diabetes vorzubeugen, ist das Zuckerfasten. Das ist ganz einfach: Nehmen Sie täglich nicht mehr als 25 Gramm Zucker zu sich – das ist die empfohlene Höchstmenge, die wir normalerweise locker überschreiten. Bereits nach zwei Wochen Zuckerfasten sind die Insulinwerte in der Regel deutlich niedriger – und damit auch das Risiko, an Diabetes Typ 2 zu erkranken.

Selbsthilfe bei Diabetes: So arbeiten Sie mit diesem Buch

Sie haben die Diagnose Diabetes oder Prädiabetes erhalten – nun geht es darum, den Ausbruch der Krankheit zu verhindern bzw. sich im Alltag auf den Diabetes einzurichten. Auf den vergangenen Seiten haben Sie es bereits gelesen: Die Ursachen für Diabetes Typ 2 sind Übergewicht durch falsche Ernährung und zu wenig Bewegung. Selbsthilfe bedeutet also, diese Ursachen zu beseitigen. Damit gewinnen Sie nicht nur mehr Lebensqualität, Sie können auch verhindern, dass Sie Medikamente nehmen oder Insulin spritzen müssen bzw. die Dosis reduzieren. Vergessen Sie aber nicht, Ihr Diabetestagebuch zu führen und Ihre Werte regelmäßig vom Arzt kontrollieren zu lassen.

!

Gelingt es Ihnen, Ihren Lebensstil langfristig und nachhaltig zum Positiven zu verändern, steht einem genussvollen Leben mit oder ohne Diabetes nichts mehr im Wege.

Abnehmen: Bringen Sie zu viele Kilos auf die Waage, so ist es jetzt besonders wichtig, dass Sie abnehmen. Dabei helfen Ihnen die Tipps im Kapitel „Die richtige Ernährung für Diabetiker".

Diabetes beugen Sie am besten mit einem gesunden, aktiven Lebensstil vor.

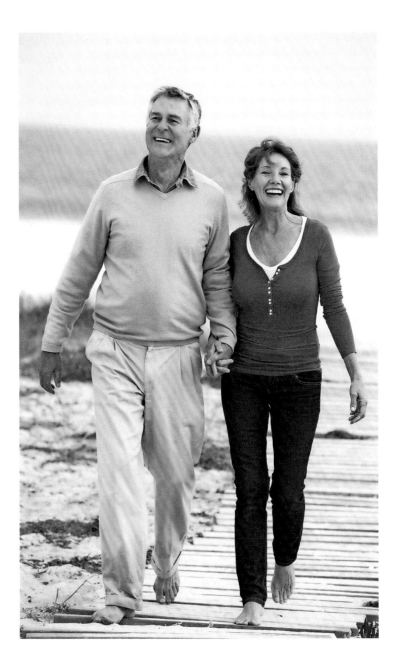

Ernährung langfristig ändern: Haben Sie Normalgewicht, dann nehmen Sie Ihre Ernährung unter die Lupe und finden heraus, welche Gewohnheiten den Diabetes befördern. Passen Sie Ihre Ernährung an Ihren Diabetesstand an. Dabei helfen Ihnen die Kapitel „Zucker und Diabetes" und „Die richtige Ernährung für Diabetiker".

Bewegung: Ausreichend Bewegung ist unerlässlich, um gut mit dem Diabetes leben zu können. Mindestens 30 Minuten täglich werden angeraten. Haben Sie sich bislang zu wenig bewegt, sollten Sie von Ihrem Arzt feststellen lassen, welche Belastung für Sie gut ist und wie und ob Sie sich steigern können. Im Kapitel „Bewegung ist das Zaubermittel" finden Sie viele Anregungen.

Pflanzenheilkunde: Verschiedene Heilpflanzen unterstützen die Therapie bei Diabetes. Im Kapitel „Heilpflanzen bei Diabetes einsetzen" finden Sie die entsprechenden Informationen.

Folgeschäden: Der erhöhte Blutzuckerspiegel bei Diabetes kann zu verschiedenen Folgeerkrankungen führen. Welche das sind, wie Sie damit umgehen und wie Sie sich davor schützen können, erfahren Sie im Kapitel „Folgeerkrankungen bei Diabetes".

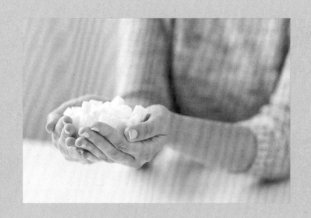

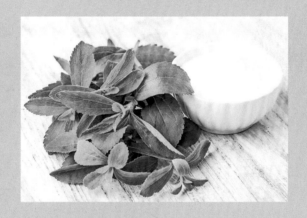

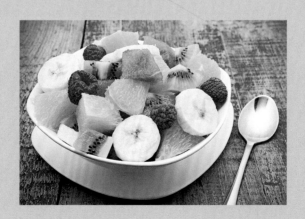

ZUCKER UND DIABETES

Hauptursache für einen Diabetes Typ 2 sind Übergewicht, mangelnde Bewegung und falsche Ernährung. Insbesondere zu viel Fett und Zucker begünstigen die Stoffwechselstörung. Zucker ist also ein Teil des Problems, aber eben nur ein Teil. Daher ist Zucker für Sie als Diabetiker nicht tabu, Sie sollten ihn aber maßvoll einsetzen. Es gibt viele Arten von Zucker. Alternativen zum Haushaltszucker sind zum Beispiel Süßstoffe, Zucker-austauschstoffe und weitere Süßungsmittel. In diesem Kapitel erfahren Sie alles, was Sie über Zucker wissen müssen.

Einige Fakten zu Zucker

In dem kanadischen Dokumentarfilm „Sugar Coated – Die große Zuckerlüge" beschreibt der Filmemacher Michèle Hozer die Machenschaften der Zucker-Lobbyisten und die Vorgehensweise von Wirtschaft und Werbung, um den Kunden bei Kauflaune zu halten. Es wird dargestellt, wie tief Zucker und die damit einhergehenden Volkskrankheiten in der Gesellschaft verwurzelt sind. Dabei kann ein bedachter Umgang mit Zucker vor allem Diabetikern viele gesundheitliche Probleme ersparen.

Die Anzahl übergewichtiger Menschen hat sich in den letzten 30 Jahren weltweit verdoppelt und die Zahl der Diabeteskranken hat sich auf 347 Millionen verdreifacht. Noch vor 200 oder 300 Jahren aßen wir pro Jahr weniger als 2 Kilogramm Zucker, heute sind es über 35 Kilogramm! Der Zuckerkonsum ist in den letzten 20 Jahren in Deutschland zwar nicht noch weiter gestiegen, Wissenschaftler haben aber nachgewiesen, dass es die Softdrinks und nicht die Schokoriegel sind, die Menschen heute dick und krank machen. „Der Grund ist wahrscheinlich, dass Zucker in der Flüssigkeit nicht so satt macht", sagt Gerhard Rechkemmer, Präsident des Max-Rubner-Instituts, dem Bundesforschungsinstitut für Ernährung und Lebensmittel. „Die Energie wird deshalb zusätzlich zum normalen Bedarf konsumiert." Trinkt man täglich 1 Liter des zuckerhaltigen oder künstlich gesüßten Getränks, steigt das Risiko, an Diabetes zu erkranken, um

!

Der regelmäßige Konsum von zuckerhaltigen Erfrischungsgetränken erhöht das Risiko, an Diabetes zu erkranken.

In Deutschland verbraucht ein Mensch durchschnittlich rund 35 Kilogramm Zucker im Jahr. Insbesondere im Laufe des industriellen Zeitalters ist der Konsum deutlich gestiegen: Laut Zollaufzeichnungen des Deutschen Reiches lag der Pro-Kopf-Zuckerkonsum im Jahr 1874 noch bei 6,2 Kilogramm. Wäre die durchschnittliche Körpergröße seitdem im gleichen Verhältnis gewachsen wie der Zuckerkonsum, wäre ein deutscher Mann heute 9,39 Meter groß.

das Zehnfache – unabhängig vom Körpergewicht, sonstigen Kalorien und der Ernährung!

Die amerikanische Herzgesellschaft empfiehlt, pro Tag sechs bis neun Teelöffel Zucker zu essen, die WHO ist etwas großzügiger: Sie rät zu maximal zwölf Teelöffeln pro Tag. Das entspricht einer Höchstmenge von 25 Gramm Zucker oder etwa sieben Zuckerwürfeln. Die Realität sieht etwas anders aus: Wir essen viermal so viel Zucker, rund 100 Gramm pro Tag.

Dabei steckt der Großteil des Zuckers nicht in den Süßigkeiten. Zwei Drittel des durchschnittlichen Jahresverbrauchs werden industriell in Getränken, Backwaren, Brotaufstrichen, Milchprodukten verarbeitet. Vor allem Fertiggerichte und Limonade enthalten große Zuckermengen. 1982 waren über 11 Prozent aller Supermarktlebensmittel industriell verarbeitet, 2012 lag diese Quote bereits bei rund 23 Prozent. 74 Prozent aller Supermarktlebensmittel enthalten Zuckerzusätze. Ob Tomatensoße, Ketchup, Hamburger oder fertig zubereitete Schnitzel – überall fügt die Industrie die Süße hinzu, obwohl viele Verbraucher das weder wissen noch wollen.

Es kommt hinzu, dass es für Zucker unglaublich viele Bezeichnungen gibt: 60 unterschiedliche Bezeichnungen für Zucker sind üblich, die fünf häufigsten sind Dextrose, Invertzuckersirup, Süßmolkepulver, Maltodextrin und Glukosesirup. Aber auch Rübenzucker, Rohrzucker, Fruchtzucker, Saccharose, Sucrose, Ahornsirup ist bekannt – der Phantasie sind nahezu keine Grenzen gesetzt. Diese zahlreichen Begriffe machen es uns schwer zu erkennen, wie viel Zucker wir zu uns nehmen, wenn wir das jeweilige Lebensmittel essen.

> **!**
>
> Zucker gehört zu den größten Ernährungsproblemen der letzten 180 Jahre.

Bereits 1964 gab es in den USA Studien, die zeigten, dass Zucker der Gesundheit schadet und mitverantwortlich ist für Herz-Kreislauf-Erkrankungen und Diabetes. Doch ein Zucker-Lobbyist bezahlte 50.000 US-Dollar an zwei renommierte Ernährungsforscher der Universität Harvard. Für das Geld sollten sie Studien zu einer sogenannten Metastudie zusammenfassen und im Sinne der Zuckerindustrie neu interpretieren: Nicht Zucker, sondern Fett sei das Problem. Diese gefälschten Ergebnisse fanden Einzug in die Ernährungsrichtlinien, und so begann die Low-Fat-Bewegung. Die Menschen griffen zu fettreduzierten Produkten und wurden immer kränker und dicker. Denn diese Produkte – oft Fertigprodukte – enthalten reichlich Zucker. Diesen Wissenschaftsskandal deckten erst kürzlich zwei US-Forscher anhand von Gesprächsprotokollen auf. Sicherlich: Gesättigte Fettsäuren und tierische Fette sind alles andere als gesund, vor allem wenn man zu viel davon isst und zunimmt. Es geht aber nicht nur um Übergewicht, das 30 Prozent der Bevölkerung betrifft. Vielmehr haben 40 Prozent der Normalgewichtigen ebenfalls Stoffwechselprobleme und auch sie bekommen Typ-2-Diabetes, Herzkrankheiten und Krebs. Zucker verführt außerdem dazu, mehr Zucker zu essen.

> **!**
>
> Eine bestimmte Zuckermenge gehört zum Leben. Jedoch sollten wir der Süße nicht mehr als nötig ausgesetzt sein!

In dem Film „Sugar Coated – Die große Zuckerlüge" heißt es: „26 Prozent aller heutigen Diabetesfälle in den USA lassen sich auf Zucker und nichts anderes zurückführen." 2015 hatte jeder elfte US-Amerikaner Diabetes, weltweit jeder zwölfte Mensch. Nach Prognoseberechnungen des Deutschen Diabetes-Zentrums werden im Jahr 2030 in Deutschland allein in der Altersgruppe der 55- bis 74-Jährigen rund 3,9 Millionen Menschen an Diabetes Typ 2 erkrankt sein. Das bedeutet einen Anstieg um etwa 1,5 Millionen Menschen.

Was bei uns kaum vorstellbar ist, wurde in Japan Realität: Aufgrund explodierender Kosten des öffentlichen Gesundheitswesens durch Stoffwechselkrankheiten wurde 2008 ein radikales Gesetz erlassen, das einen maximalen Bauchumfang für Angestellte über 40 Jahre vorschreibt. Gelang es den Unternehmen bis 2015 nicht, die Zahl ihrer übergewichtigen Angestellten um 25 Prozent zu reduzieren, erhöhte sich der Betrag, der in die staatliche Gesundheitsvorsorge einzuzahlen ist, beträchtlich.

Seither investieren die Unternehmen in die Gesundheitsberatung ihrer Angestellten. Nicht umsonst hat Japan vor Jahrzehnten bereits Stevia als Süßungsmittel erlaubt, während künstliche Süßstoffe verboten sind. Was war das bei uns für ein Kampf, bis Stevia endlich zugelassen wurde!

Die verschiedenen Zucker und ihr Vorkommen

Unsere Grundnährstoffe sind Eiweiß, Fett und Kohlenhydrate. Letztere bestehen, wie Sie gleich lesen werden, aus einer unterschiedlichen Anzahl und Art von Zuckerbausteinen, in der Fachsprache Saccharide genannt.

Kohlenhydrate kommen vor allem in pflanzlichen Lebensmitteln vor. Sie liefern schnell verfügbare Energie, außerdem Kohlenstoff, der für die Bildung wichtiger Stoffwechselprodukte wichtig ist. 1 Gramm Kohlenhydrate liefert etwa 4 Kilokalorien.

Für Sie als Diabetiker sind Kohlenhydrate erst einmal weder gut noch schlecht. Sie müssen nur wissen, welche davon Ihren Blutzucker allzu sehr in die Höhe treiben und – wenn Sie übergewichtig sind – in welchen viele Kalorien enthalten sind.

Einfachzucker

Einfachzucker (Monosaccharide) sind – wie der Name schon sagt – die einfachste Zuckerform. Sie bestehen aus einem einzigen Zuckermolekül. Zu den Einfachzuckern gehören Glukose (Traubenzucker), Fruktose (Fruchtzucker) sowie Galaktose (Schleimzucker).

Der Nachteil von Einfachzuckern ist unter anderem, dass sie den Blutzucker schnell und hoch ansteigen lassen und so eine überschießende Insulinreaktion auslösen. Je mehr von diesem Zucker ins Blut gelangt, umso mehr Insulin wird ausgeschüttet

!

Zu den Einfachzuckern gehören Glukose (Traubenzucker), Fruktose (Fruchtzucker) sowie Galaktose (Schleimzucker).

und verteilt den Zucker schleunigst auf die Körperzellen. Der Blutzuckerspiegel fällt ab und der Körper meint, wieder Zucker zu benötigen. Sie bekommen Heißhunger, obwohl im Grunde keine Basis dafür vorhanden ist. Steigt dagegen der Blutzucker nur langsam an und bleibt über einen gewissen Zeitraum in dieser Höhe, wird die Glukose vom Insulin nach und nach auf die Zellen verteilt und der Blutzuckerspiegel sinkt moderat. Sie bekommen keine Hungerattacke.

Besonders schnell werden Glukose und Galaktose aufgenommen, weniger schnell die Fruktose. Entsprechend steigt der Blutzuckerspiegel nach glukose- und galaktosereichen Mahlzeiten schnell an, nach der Aufnahme von Fruktose hingegen langsamer.

Mit Hilfe von Glukose wird in unserem Körper Energie gewonnen. Er ist auch die erste Energiequelle für unsere Hirn- und Muskelfunktion. Der Zucker ist so wichtig, dass er sogar aus anderen Stoffen, wie zum Beispiel Eiweißbausteinen (Aminosäuren) hergestellt wird, wenn er für den Körper nicht verfügbar ist.

Fruktose findet man ganz natürlich in Früchten und Honig, allerdings in Begleitung anderer Zuckerarten. Sie entspricht zwischen 42 und 55 Prozent des Zuckers in Bananen, Orangen und Trauben, 48 Prozent des Zuckers in Honig und 56 bis 65 Prozent in Äpfeln, Beeren und Wassermelone.

Galaktose ist Bestandteil des Milchzuckers und kommt daher vor allem in Milch und Milchprodukten vor, auch in unserer Muttermilch. Er wird vom Organismus zur Energiegewinnung für die Zellen genutzt, da er in Glukose umgewandelt werden kann. Man findet ihn außerdem im Nervengewebe und in vom Körper gebildeten Schleimstoffen. Auch in galaktosehaltigen Mehrfachzuckern kommt er vor.

Zweifachzucker

Zweifachzucker (Disaccharide) bestehen aus zwei Einfachzucker- molekülen. Zu Zweifachzuckern zählen zum Beispiel Laktose (Milchzucker), Saccharose (Rohr- oder Rübenzucker) und Maltose (Malzzucker). Unter Zucker versteht man im weiteren Sinne die kristallinen, wasserlöslichen und süß schmeckenden Kohlenhy- drate. Im engeren Sinne meint man damit Saccharose.

> **!**
>
> Zucker enthält keinerlei Vitamine, Mineralstoffe und Spurenelemente. Daher bezeichnet man seine Energie auch als „leere Kalorien".

Saccharose besteht aus je einem Zuckerbestandteil Glukose und Fruktose. Sie kommt ganz natürlich in Früchten, Pflanzen- säften und im Honig vor und wird aus Zuckerrüben, Zuckerrohr (deshalb Rohr- oder Rübenzucker) sowie in geringem Umfang auch aus einigen anderen Pflanzen, zum Beispiel Zuckerahorn und Zuckerpalme, gewonnen. Sie wird überwiegend als weißer Zucker im Haushalt verwendet, daher auch die Bezeichnung „Haushaltszucker".

Laktose ist ein in Milch enthaltener Zucker und besteht aus je einem Bestandteil Glukose und Galaktose. Im Darm wird der Milchzucker von dem Enzym Laktase in seine Bestandteile ge- spalten, damit er vom Körper aufgenommen werden kann.

Maltose besteht aus zwei miteinander verbundenen Glukose- bestandteilen. Er ist in Honig, Brot, der Maische von Bier und Branntwein, Stärkesirup und im Malzextrakt enthalten und wird industriell aus gekeimter Gerste gewonnen.

Einfach- und Zweifachzucker findet man vor allem in Lebens- mitteln wie Schokolade, Limonade und Marmelade, also in Nah- rungsmitteln, die sehr süß schmecken.

Mehrfachzucker

Mehrfachzucker (Oligosaccharide) bestehen aus drei bis neun Einfachzuckermolekülen. Beispiele für Oligosaccharide sind die Zuckerarten Raffinose, Stachyose und Verbascose. Dreifachzucker sind zum Beispiel im Honig enthalten. Andere Oligosaccharide findet man reichlich in Gemüse. Sie werden von den üblichen

Verdauungsenzymen nicht abgebaut. Je länger die Zuckerketten werden, desto weniger süß schmecken sie.

Vielfachzucker

Vielfachzucker (Polysaccharide) bestehen aus mindestens zehn Zuckerbausteinen. Dazu gehören neben der Stärke ihre Bruchstücke, die sogenannten Dextrine und Glykogen (Speicherzucker = Speicherform des Traubenzuckers) sowie viele Ballaststoffe. Unser Körper legt diesen platzsparenden Vielfachzucker an, wenn zu viel Zucker im Blut ist, und deponiert ihn in Leber- und Muskelzellen.

Kohlenhydrate in Form von Stärke sind insbesondere in pflanzlichen Lebensmitteln wie Kartoffeln, Gemüse und Getreide sowie Getreideprodukten wie Brot und Reis enthalten.

Ballaststoffe zählen chemisch gesehen ebenfalls zu den Mehrfachzuckern. Sie sind unverdaulich, erfüllen aber trotzdem wichtige Funktionen im Körper: Sie fördern die Verdauung und können Verstopfung vorbeugen. Ballaststoffe sind meist in den Außenzellwänden bzw. Schalen pflanzlicher Nahrungsmittel enthalten. Vollkornprodukte enthalten viele Ballaststoffe, da ihre Zellwände nicht durch die Weiterverarbeitung nach der Ernte zerstört werden.

!

Vollkornprodukte enthalten viele Ballaststoffe.

Im Allgemeinen dauert es mehrere Stunden, bis Fasern, die komplexe Kohlenhydrate enthalten, im Körper zerkleinert werden. Dadurch haben sie einen geringen Einfluss auf den Blutzuckerspiegel, im Gegensatz zu den einfachen Kohlenhydraten wie Saccharose, die schnell aufgenommen werden.

In zwei Studien, der „Nurses' Health Study" und der „Iowa Women's Health Study", wurde beobachtet, dass ein verringertes Risiko für Herz-Kreislauf-Erkrankungen besteht, wenn moderat Vollkorn verzehrt wurde. Ein Verzehr von drei Portionen pro Tag verringerte im Vergleich zur Kontrollgruppe, die sehr wenig Vollkorn verzehrte, das Risiko für Herzinfarkt und Schlaganfall um 25 bis 30 Prozent und das Risiko für die Entstehung von Typ-2-Diabetes um 31 bis 42 Prozent. Eine Erklärung dafür sind reduzierte Blutcholesterinwerte und die verbesserte Insulinempfindlichkeit bei erhöhtem Vollkornverzehr.

Vorkommen von Kohlenhydraten in Lebensmitteln

EINFACHFACHZUCKER (MONOSACCHARIDE)	VORKOMMEN
Dextrose = Traubenzucker = Glukose	Früchte, Honig, Weintrauben
Fruktose = Fruchtzucker	Früchte
Galaktose = Schleimzucker	Milchzucker
Zweifachzucker (Disaccharide)	Vorkommen
Laktose = Milchzucker = Glukose + Galaktose	Milch und Milchprodukte
Maltose = Malzzucker = Glukose + Glukose	Bier
Mehrfachzucker (Oligosaccharide)	Vorkommen
Maltodextrin	Oftmals in Nahrungsergänzungen, dient als Verdickungsmittel und Stabilisator
Maltotriose	Zwieback, Knäckebrot
Vielfachzucker (Polysaccharide)	Vorkommen
Stärke	Pflanzen- und Getreideprodukte wie Vollkornbrot, Kartoffeln, Gemüse; isoliert in Maisstärke, Kartoffel- und Weizenstärke
Zellulose	Ballaststoffe
Glykogen	Tierische Produkte, Fleisch etc.

Hilfreich für Diabetiker: die Kohlenhydrateinheit

Die „Kohlenhydrateinheit" (KHE) wurde erfunden, damit Diabetiker, die Insulin spritzen müssen, im Alltag leichter den Kohlenhydratanteil eines Lebensmittels bestimmen können. Mit Hilfe dieser Einheit können sie recht einfach die zu einer Mahlzeit benötigte Insulinmenge ermitteln. 1 KHE entspricht etwa 10 Gramm Kohlenhydraten – ohne eine Aussage darüber zu machen, wie gut sie verstoffwechselt werden.

Beispiele für 1 KHE sind:

- eine halbe Scheibe Mischbrot
- ein halbes Brötchen
- ein kleiner Apfel
- eine halbe Banane
- eine kleine Kartoffel
- eine mittelgroße Orange

Auch die Bezeichnung Broteinheit oder Berechnungseinheit (BE) wird manchmal noch verwendet. Eine Broteinheit entspricht 12 Gramm Kohlenhydraten. International nutzt man in der Regel die KHE.

Der glykämische Index

Als Diabetiker hören Sie vielleicht auch den Begriff „Glykämischer Index" (GI). Mit dieser Zahl können Sie in etwa vorhersagen, ob ein Lebensmittel den Blutzucker schnell oder langsam ansteigen lässt, wenn Sie es verzehren. Je niedriger der GI, desto langsamer steigt der Blutzuckerspiegel an.

Man kann den GI nicht als absolute Aussage ansehen, er zeigt nur die Tendenz des jeweiligen Lebensmittels, den Blutzuckeranstieg zu fördern. Denn dies hängt auch davon ab, in welcher „Verkleidung" das Lebensmittel aufgenommen wird: ob Sie es mehr oder weniger pur zu sich nehmen oder ob es in Fett oder Ballaststoffe eingebunden ist.

Schnell ins Blut gehen, wie Sie inzwischen wissen, zum Beispiel Trauben- und Haushaltszucker, Honig, Gummibärchen und andere Süßigkeiten, gesüßte Limonaden, Fruchtsäfte, Wassereis. Diese haben daher einen hohen GI. Eher langsam ins Blut gehen Vollkornbrot, Vollkornreis und Vollkornnudeln, Mais, Kartoffeln

!

Ein GI unter 55 gilt als niedrig, ein GI über 70 als hoch.

und Kartoffelprodukte, Pommes, Klöße, Gemüse, Salat und Obst, Milch, Milchprodukte und Milcheis, Plätzchen, Mürbeteig und Hefekuchen.

Glykämischer Index ausgewählter Nahrungsmittel im Vergleich

NAHRUNGSMITTEL	GI
Traubenzucker (Glukose)	100
Malzzucker	110
Haushaltszucker	59
Fruktose	20
gekochte Möhren	90
Honig	88
Cornflakes	80
weißer Reis	72
gekochte Kartoffeln	70
Weißbrot	69
Fertigmüsli	66
Banane	55
Fertigmüsli ohne Zucker	50
Weintrauben	48
Haferflocken	49
Weizenvollkornbrot	40
Joghurt	36
Vollmilch	34
Schokolade	22
frisches Gemüse, z. B. Tomaten	< 15

Zucker macht dick und krank

Die Deutsche Diabetes-Gesellschaft (DDG) warnt vor den Auswirkungen von Zucker. So wirft die Gesellschaft dem Industrieverband „Wirtschaftliche Vereinigung Zucker e. V." vor, die negativen Auswirkungen von überhöhtem Zuckerkonsum gezielt zu verharmlosen. Man könne Zucker nicht wie Honig als Naturprodukt bezeichnen. Zwar wird Zucker aus dem Saft des Zuckerrohrs oder der Zuckerrübe hergestellt, jedoch durchläuft der Rohstoff so vielfältige chemische Prozesse, dass nahezu sämtliche natürlichen Stoffe der Pflanze entfernt werden. Die DDG macht den stark angestiegenen Zuckerkonsum auch für den Anstieg von Zivilisationskrankheiten wie Diabetes Typ 2, Adipositas und Krebs mitverantwortlich.

Professor Dr. med. Baptist Gallwitz, Präsident der DDG, weist darauf hin: „Zucker trägt nachweislich zur hohen Energiedichte der heutigen industriell hergestellten Lebensmittel bei. Das führt dazu, dass die Menschen deutlich mehr essen als sie sollten." Dazu kommt, dass man die Schuld am Übergewicht auf den Verbraucher schiebt, der die künstlich energiereich gemachten Lebensmittel isst, ohne zu wissen, was er sich antut. Süße Lebensmittel regen darüber hinaus den Appetit an.

Süßstoffe und Zuckeraustauschstoffe

Auch als Diabetiker dürfen Sie Zucker zu sich nehmen, doch bitte in Maßen. Süßstoffe, Zuckeraustauschstoffe und weitere Süßungsmittel bieten Ihnen verschiedene Alternativen zum Haushaltszucker.

Süßstoffe

Süßstoffe sind künstliche oder natürliche Ersatzstoffe für Zucker mit einer teilweise nahezu unglaublichen Süße. Dabei hat Cyclamat eine vergleichsweise schwache Süßkraft, es ist rund 30-mal süßer als Haushaltszucker. Neotam hingegen ist 13.000-mal süßer! Süßstoffe können daher in sehr kleinen Mengen (Milligrammbereich) in Lebensmitteln eingesetzt werden. Man stellt sie chemisch her, isoliert sie aus Pflanzen oder Mikroorganismen.

Die DGE (Deutsche Gesellschaft für Ernährung e. V.) sieht viele Vorteile in Süßstoffen: „Süßstoffe sind hervorragend geeignet für eine kalorienarme Ernährung, da sie keinen oder nur einen sehr geringen Brennwert besitzen. Sie beugen also Übergewicht vor oder helfen bei der Gewichtsreduktion." Und weiter: „Süßstoffe beeinflussen weder den Insulinspiegel noch den Appetit. Durch ihre insulinunabhängige Verwertung im Körper sind Süßstoffe auch für Diabetiker gut geeignet. Süßstoffe erhöhen den Blutzuckerspiegel nicht."

Süßstoffe gehören zu den Lebensmittelzusatzstoffen. Sie werden vom Körper völlig oder weitgehend unverändert ausgeschieden. Mit Ausnahme von Aspartam können sie über längere Zeit gelagert werden, ohne dass sie verderben oder ihre Süßkraft einbüßen. Abgesehen von Aspartam und Thaumatin können sie auch gut erhitzt werden. Enthält ein Lebensmittel Süßstoffe, muss in der Kennzeichnung darauf hingewiesen werden. Ein Nachteil von Süßstoffen ist ihr charakteristischer Nach- oder Beigeschmack, der ihren Einsatz einschränkt.

> **!**
>
> Süßstoffe liefern so gut wie keine Kalorien und beeinflussen den Blutzucker nicht.

Der ADI-Wert

Alle Zusatzstoffe, zu denen Süßstoffe und Zuckeraustauschstoffe gehören, werden vor ihrer Zulassung umfangreich getestet. Ein Ergebnis ist der ADI-Wert, der angibt, welche Menge eines Stoffes über die gesamte Lebenszeit täglich konsumiert werden kann, ohne dass gesundheitliche Schäden zu erwarten sind.

Die Abkürzung steht für „acceptable daily intake", was etwa mit „akzeptable tägliche Aufnahme" übersetzt werden kann. Der ADI-Wert wird in Milligramm pro Kilogramm Körpergewicht angegeben.

Vorsichtshalber haben die WHO und andere Gremien Höchstwerte für die Tageszufuhr von Süßstoffen festgelegt, die nicht überschritten werden sollten. Die Verbraucherzentrale ist der Ansicht, dass folgende Süßstoffe für Kinder nicht zu empfehlen sind: Acesulfam K, Aspartam, Cyclamat, Saccharin und Neohesperidin DC. Bei allen künstlichen Süßstoffen, aber auch bei dem natürlichen Thaumatin, rät sie vom häufigen Verzehr bzw. vom Verzehr größerer Mengen ab.

Der Nachteil von Süßstoffen ist, dass sie keine Masse haben. Deshalb werden künstlich gesüßte Nahrungsmittel sowie Süßstoffe für den Hausgebrauch mit Füllmaterialien versetzt, damit sie etwas Volumen bekommen. Dafür werden Zuckeraustauschstoffe oder Abbauprodukte der Stärke verwendet. Sucralose etwa eignet sich in reiner Form nicht zum Gebrauch im Haushalt. In Nordamerika wird sie mit Traubenzucker oder Maltodextrin gestreckt, dann kann man sie wie Zucker zum Kochen und Backen verwenden, mit einem Zehntel der Kalorien. Auch Light-Getränke enthalten solche süßen Füllstoffe, weil ihnen sonst das „Mundgefühl" fehlt, der richtige Sinneseindruck des Getränks in der Mundhöhle.

Süßstoffe im Vergleich

SÜSSSTOFF	SÜSSKRAFT*	ADI-WERT IN mg/kg KÖRPERGEWICHT	kcal/g (ZUCKER: 4)
Acesulfam K	ca. 200	0–9	0
Aspartam	ca. 200	0–40	4
Cyclamat	ca. 40	0–7	0
Saccharin	ca. 400	0–5	0
Sucralose	ca. 500–600	0–15	0
Thaumatin	ca. 2.500	keine Beschränkung	ca. 4
Neohesperidin DC	ca. 600	0–5	~0
Aspartam-Acesulfamsalz	ca. 350	keine Beschränkung	~0

* im Vergleich zu Haushaltszucker (Saccharose)

Zuckeraustauschstoffe

Zu den Zuckeraustauschstoffen zählen Fruchtzucker und die Zuckeralkohole (Polyole) Sorbit, Xylit, Mannit, Maltit, Laktit, Erythrit und Isomalt sowie Polydextrose. Sie sind wie Zucker Kohlenhydrate. Im Gegensatz zu Süßstoffen sind sie in der Regel etwas weniger süß als Zucker und ihr Kaloriengehalt ist mit 2,4 Kilokalorien pro Gramm geringer als der von Zucker mit 4 Kilokalorien pro Gramm.

Der Körper verarbeitet Zuckeraustauschstoffe unter Umgehung des Hormons Insulin und sie können nicht oder nur teilweise verdaut werden. Deshalb eignen sie sich für Diabetiker, müssen jedoch im Gegensatz zu den meisten Süßstoffen mit in die Brennwertberechnung einbezogen werden. Sie dürfen in „benötigten Mengen" (quantum satis) zugegeben werden, und nur in Tafelsüßen sowie bestimmten Lebensmitteln.

Ob Zuckeralkohole gesundheitsschädigend sind oder nicht, konnte man anhand von Tierversuchen nur schwer erkennen. So ist bislang ungeklärt, ob sie nun, wie von Xylit, Sorbit und Laktit befürchtet, Nebennierenmarktumore auslösen oder nicht.

Die meisten Zuckeraustauschstoffe können Blähungen und Durchfall verursachen. Der Grund dafür ist, dass sie nur verzögert ins Blut aufgenommen werden und daher auch die unteren Dünndarmabschnitte bzw. den Dickdarm erreichen können. Dort ziehen sie Wasser an, vergrößern dadurch das Volumen des Darminhalts und regen die Darmtätigkeit an. Vor allem wer den jeweiligen Zuckeraustauschstoff nicht gewöhnt ist, bekommt diese Verdauungsbeschwerden. Deshalb führte man Toleranzwerte ein, die angeben, welche Menge an Zuckeraustauschstoffen auch Erwachsene, die nicht daran gewöhnt sind, aufnehmen dürfen. Diese Menge sollte möglichst nicht auf einmal, sondern über den Tag verteilt gegessen werden. Bei regelmäßigem Verzehr tritt eine Gewöhnung ein.

> **!**
> Zuckeraustauschstoffe stecken in vielen Diätprodukten. Sie enthalten weniger Kalorien als Zucker und verführen Diabetiker oft zu der falschen Annahme, die mit ihnen gesüßten Produkte unbegrenzt genießen zu können.

Besteht ein Lebensmittel zu einem Anteil von mehr als 10 Prozent aus einem Zuckeraustauschstoff, muss es mit dem Hinweis versehen werden: „Kann bei übermäßigem Verzehr abführend wirken." Aufgrund dieser Wirkung dürfen Zuckeraustauschstoffe auch nicht in Getränken enthalten sein, Säuglings- und Kleinkindernahrung ist ebenso tabu.

Maltit, Laktit und Xylit sollen laut der die Verbraucherzentrale Kindern nicht gegeben werden (Erythrit wurde noch nicht bewertet), Erwachsenen wird vom häufigen Verzehr oder größeren Mengen abgeraten. Berücksichtigt man die Toleranzgrenzen, können sie im Haushalt genauso wie Zucker verwendet werden.

Viele Zuckeraustauschstoffe wirken kühlend im Mund, da Energie benötigt wird, um die Zuckeralkohol-Kristalle im Mund zu lösen. Einen derartigen Effekt findet man bei Erythrit, Mannit und Sorbit, ein wenig auch bei Maltit und Isomalt. Xylit kühlt am stärksten, das bedeutet, es ist ideal für Bonbons mit Minzgeschmack.

> **!**
>
> Es gibt die Zuckeraustauschstoffe auch als Pulver für den Gebrauch im Haushalt.

Zuckeraustauschstoffe im Vergleich

ZUCKERAUS-TAUSCHSTOFF	SÜSSKRAFT*	EMPFOHLENE TOLERANZWERTE IN GRAMM	kcal/g (ZUCKER: 4)
Sorbit	0,5–0,6	40–50	2,6
Xylit	1,0	30–50	2,4
Mannit	0,3–0,7	10	1,6
Isomalt	0,5–0,6	30	1,6
Maltit	0,7–1,0	30–50	2,1
Lactit	0,4	40	2
Erythrit	0,6–0,8	60–80	0,2

* im Vergleich zu Haushaltszucker (Saccharose)

Trotz der möglichen Verdauungsbeschwerden dürfen Zuckeraustauschstoffe ohne Mengenbegrenzung bestimmten industriell gefertigten Lebensmitteln zugesetzt werden, zum Beispiel Desserts, Frühstückserzeugnissen, Speiseeis, Konfitüren, Obstzubereitungen, Süßwaren, Soßen, Senf, feinen Backwaren sowie diätetischen Lebensmitteln. Man geht offensichtlich davon aus, dass die Toleranzmengen damit – auch den ganzen Tag über – nicht erreicht werden können. Am häufigsten wird Sorbit eingesetzt.

Künstliche Süßstoffe und ihre Nachteile

Heutzutage verwenden weltweit rund 800 Millionen Menschen täglich Süßstoffe. Ihre chemische Vielfalt macht sie allerdings verdächtig: Weiß man denn wirklich, was sie im Körper anrichten? Passieren sie tatsächlich den Körper, ohne ihn zu beeinflussen? Aspartam soll bei Ratten Leukämie und Lymphkrebs auslösen. Sucralose, die in Kanada schon seit 1991 und in den USA seit 1998 zugelassen ist, gelangt teilweise in den Stoffwechsel – ob sie dort Krebs auslöst oder völlig unbedenklich ist? Gegner befürchten das Schlimmste. Alle Untersuchungen, die den Produkten Unbedenklichkeit bescheinigen, seien von den Herstellern bezahlt worden, so liest und hört man.

Wie in der Pharmabranche, so testen auch die Nahrungsmittelproduzenten ein Produkt, das sie verkaufen wollen, selbst. Internationale und nationale Expertengremien der jeweiligen Länder prüfen dann alle vorliegenden Daten sehr genau, bevor sie einen neuen Süßstoff zulassen. Da verwundert es nicht, dass oft zwanzig Jahre von der Entdeckung bis zur Zulassung vergehen. Anhand der Ergebnisse legen die Experten fest, welche Menge einer Substanz gerade noch ohne unerwünschte Nebenwirkungen bleibt. Das Ergebnis ist die empfohlene maximale tägliche Verzehrmenge, der sogenannte ADI-Wert (siehe Seite 53). Wenn

Vor ihrer Zulassung werden Süßstoffe auf gesundheitsschädliche Wirkungen und mögliche Erbgutveränderungen untersucht.

neue Studien zu anderslautenden Ergebnissen kommen, werden diese überprüft und das Verfahren wird eventuell neu aufgerollt.

Was ob dieser vermeintlichen Sicherheit auffällt ist, dass die Gesundheitsbehörden verschiedener Länder jeweils andere Substanzen als unbedenklich für ihre Bevölkerung einstufen. Man denke nur an Stevia (siehe Seite 62). Oder an Cyclamat, das in Europa zugelassen ist, während es in den USA nicht verwendet werden darf, da sich im Darm einiger weniger Menschen Bakterien befinden, die den Süßstoff zum Teil zu einem schwach gesundheitsschädlichen Abbauprodukt umwandeln.

Die Dosis macht das Gift

Das Bundesinstitut für Risikobewertung (BfR) hält den Einsatz der innerhalb der EU zugelassenen Süßstoffe für gesundheitlich unbedenklich, sofern die jeweiligen Höchstmengen nicht überschritten werden. Diese ADI-Werte finden Sie in der Tabelle auf Seite 54. Auch für Süßstoffe gilt wohl das, was Paracelsus schon wusste: Die Dosis macht das Gift.

Um Kalorien zu sparen, weichen viele auf Getränke aus, die mit künstlichen Süßstoffen gesüßt sind – sogenannte Light- und Zero-Produkte. Doch auch diese sind nicht unproblematisch, insbesondere wenn sie in großen Mengen getrunken werden. Zum Beispiel ist der künstliche Süßstoff Aspartam vor allem in Getränken, aber auch in Süßigkeiten weit verbreitet. Der Stoff ist seit langem umstritten und verlor in den USA sogar zeitweise die Zulassung. Laut unserem Bundesinstitut für Risikobewertung (BfR) ist er harmlos. Wird Apartam in großen Mengen aufgenommen, kann es jedoch Juckreiz, Kopfschmerzen und Epilepsie auslösen und das Krebsrisiko erhöhen.

Ganz allgemein gibt es Hinweise darauf, dass künstliche Süßstoffe den Appetit anregen können. Man hat weiterhin den Bedarf nach süßen Lebensmitteln, auch wenn man versucht, mit Süßstoffen den Zucker zu ersetzen. Dazu kommt noch eine Ver-

!

Es ist nicht ganz auszuschließen, dass künstliche Süßstoffe einen Süßhunger auslösen, so dass man über andere Quellen Zucker zu sich nimmt.

mutung der Wissenschaftler, dass künstliche Süßstoffe zum Beispiel die Hormonausschüttung beeinflussen und darüber indirekt unseren Appetit. Auch die Zusammensetzung der Darmbakterien könnten sie verändern, so dass mehr Energie aus der Nahrung aufgenommen wird, was zur Folge hat, dass man zunimmt. Wenn sich das alles als wahr herausstellt, wären künstliche Süßstoffe plus Zucker für Abnehmwillige eine besonders schlechte Kombination.

Warum sich also einem Risiko aussetzen, wenn es absolut harmlose Alternativen gibt? Mehr dazu lesen Sie ab Seite 62.

Vorsicht „zuckerfrei"!

Viele industriell verarbeitete Lebensmittel enthalten aus technischen oder geschmacklichen Gründen Zucker. Dennoch finden Sie auf vielen Produkten die Bezeichnung „ohne Zucker", oder auch „zuckerfrei" bzw. „kristallzuckerfrei". Hier ist Vorsicht geboten! Diese Aussagen bedeuten nur „ohne Haushaltszucker", also Saccharose. Das Lebensmittel kann also durchaus Traubenzucker, Fruchtzucker, Glukosesirup, Invertzucker, Maltodextrin, Malzsirup, Malzzucker und Milchzucker enthalten! Selbst Honig – also nahezu reinen Zucker – kann man eventuell darin finden.

!

„Zuckerfrei" bedeutet lediglich „ohne Haushaltszucker".

Zucker ist häufig Ersatz für chemische Bindemittel oder Konservierungsstoffe – er schmeckt einfach so gut! In fettarmen Light-Produkten ersetzt er das Fett als Geschmacksträger. So ist in vielen Lebensmitteln Zucker enthalten, ohne dass Sie es vermuten würden, zum Beispiel in Tomatenketchup oder Konservengemüse. Sogar zu gefrorenen Früchtemischungen geben manche Hersteller Zucker!

Schauen Sie beim Einkauf auf die Zutatenliste, dort ist der Zuckergehalt aufgeführt. Besonders solche Hinweise auf der Verpackung sollten Sie alarmieren:

- „Reduzierter Zuckergehalt" – das bedeutet lediglich, dass das Produkt 30 Prozent weniger Zucker enthält als ein vergleichbares Nahrungsmittel.
- „Nur mit natürlicher Süße", „ohne Zuckerzusatz" oder „100 Prozent Frucht" – dies weist darauf hin, dass das Produkt viel Fruchtzucker enthält.

Warum wird Fruchtzucker nicht mehr empfohlen?

!

Fruchtzucker ist definitiv kein guter Zuckerersatz, weder für Gesunde noch für Diabetiker.

„Fruchtzucker" klingt gut und völlig ungefährlich. Doch das täuscht. Der Einfachzucker ist weder für Gesunde noch für Diabetiker ein empfehlenswerter Zuckerersatz.

Da für den Stoffwechsel von Fruktose kein Insulin erforderlich ist, ging man früher davon aus, dass der Fruchtzucker als Süßungsmittel für Diabetiker geeignet ist. Doch ein Teil davon wird vor allem in Leber und Nieren in Glukose umgewandelt, so dass doch wieder Insulin benötigt wird. Und nicht nur das: Da Fruktose fast nur von der Leber verarbeitet wird, wird sie auch bevorzugt als Fett eingelagert, mit all den negativen Folgen.

Hier stehen wieder gesüßte Getränke im Vordergrund. Vor allem in den USA, aber zunehmend auch bei uns wird zum Süßen von Getränken vermehrt Fruktosesirup eingesetzt. Nach dem Genuss dieser Getränke wird die Leber mit Fruchtzucker überschwemmt und baut ihn in Fett um. Auch bei Fruchtsäften müssen Sie aufpassen, zum Beispiel enthält ein Glas Traubensaft 10,5 Teelöffel Zucker. Das ist, als würden Sie ein viertel Glas Ahornsirup trinken!

Generell scheint ein Zusammenhang zwischen Fruchtzuckeraufnahme und Übergewicht zu bestehen, der nichts damit zu tun hat, wie viele Kalorien Sie zu sich nehmen, sondern damit, dass die Glukose den Fett- und Kohlenhydratstoffwechsel beeinflusst.

Der unglückselige Zucker wird vom Körper sehr viel schneller in Körperfett umgewandelt als Traubenzucker, und dieses Fett wird vor allem am Bauch eingelagert – Bauchfett wiederum steht gemeinsam mit Übergewicht in engem Zusammenhang mit Insulinresistenz. Beide sind damit Risikofaktoren für die Entwicklung eines Diabetes Typ 2.

Dazu kommt, dass rund ein Drittel der Bevölkerung Fruktose nur schlecht aufnehmen kann. Der Anteil, der nicht aufgenommen wird, führt zu vermehrtem Bakterienwachstum im Darm. Dies wiederum regt das Immunsystem chronisch an und führt damit zusätzlich zu einer Unempfindlichkeit der Insulinrezeptoren.

Nicht zuletzt steigert Fruktose den Appetit. Ein hoher Verbrauch an Fruktose führt zur Unempfindlichkeit gegenüber Leptin. Dieses Hormon ist wichtig für das Sättigungsgefühl, und wenn es nicht mehr wirkt, haben Sie ständig Appetit. Dass dies nicht figurfreundlich ist, versteht sich von selbst.

Diese Nachteile von Fruktose gelten jedoch nur für den isolierten Fruchtzucker, also zum Beispiel in Form von Fruktosesirup. Der Fruchtzucker im Obst hat nicht diese unangenehmen Folgen. Zum einen ist der Fruchtzuckergehalt der meisten Früchte sehr gering, so enthalten 100 Gramm Zwetschgen nur 1,2 Gramm Fruktose, 100 Gramm Birnen 6,8 Gramm. Zum anderen wird die Fruktose im Obst nicht isoliert aufgenommen und ist dadurch verträglicher.

Zucker sinnvoll reduzieren

Ihr Geschmacksempfinden für süße Speisen können Sie ändern, wenn Sie bewusst die Reizschwelle senken. Lassen Sie einige Tage konsequent Zucker und alle alternativen Süßungsmittel weg. Wenn Sie dann eine nur leicht gesüßte Süßspeise essen, werden Sie das gleiche intensive Geschmackserlebnis haben wie zuvor beim Genuss einer „normal" gesüßten Speise – letztere wird dann häufig als zu süß empfunden. Auf diese Weise werden Sie automatisch deutlich weniger isolierte Zucker zu sich nehmen und können Süßes ohne schlechtes Gewissen genießen.

Gesundheitsratgeber empfehlen, sich Zucker abzugewöhnen. Meiner Meinung nach ist das Leben hart genug. Warum sollte man auf ein wenig Süße im Leben verzichten, wenn es gesunde Alternativen zu Zucker gibt? Im Folgenden werden Ihnen daher drei Alternativen vorgestellt: Stevia, Thaumatin und Erythrit.

Stevia

!

Um Diabetes zu besiegen, helfen natürliche Süßungsmittel, die keine oder kaum Kalorien enthalten und trotzdem süß schmecken.

Stevia ist ein natürlicher, kalorienfreier Zuckerersatz, der aus der Pflanze Stevia rebaudiana Bertoni hergestellt wird. Das Pflanzenprodukt ist 300-mal süßer als Zucker. In Japan revolutionierte die kalorienlose Süße den Zuckermarkt, dort ist ein Steviaextrakt seit 1971 zugelassen. Seit 2011 ist dieser pflanzliche Süßstoff auch bei uns erlaubt. Täglich 4 Milligramm Steviolglykoside pro Kilogramm Körpergewicht gelten als völlig unbedenklich. Was ist dran an dieser kalorienlosen, natürlichen Süße?

Stevia stammt aus dem Hochland von Amambay in Paraguay und wurde zuerst dort und auch in Brasilien kultiviert. Die dort heimischen Guaranay-Indianer schätzen die Pflanze seit einem halben Jahrtausend wegen des süßen Geschmacks ihrer Blätter. In Südamerika werden die getrockneten Blätter traditionell auf den Wochenmärkten angeboten.

Tatsächlich ist Stevia kalorienfrei, wasserlöslich, verursacht keine Karies und ist bis zu 120 °C koch- und backfest. Ab etwa 120 °C zerfällt Stevia bis zu 63 Prozent und mehr. Das bedeutet, dass Stevia umso stärker zerfällt, je höher die Temperaturen und umso länger die Hitzeeinwirkung ist.

Vorsichtshalber mischt die Industrie Stevia mit Zucker, damit es den Kunden auch wirklich schmeckt. Deshalb dürfen Sie nicht vergessen das Kleingedruckte zu lesen. Kaschiert wird der Zuckerzusatz oft, indem er als „Dextrose" aufgeführt wird – ein weniger bekannter Begriff für Traubenzucker oder Glukose.

Steviaprodukte können Zuckerzusatz enthalten, daher immer auf die Inhaltsstoffe achten.

Die frischen Blätter von Stevia werden getrocknet und zu einem Pulver zermahlen. Dieses könnte man prinzipiell schon zum

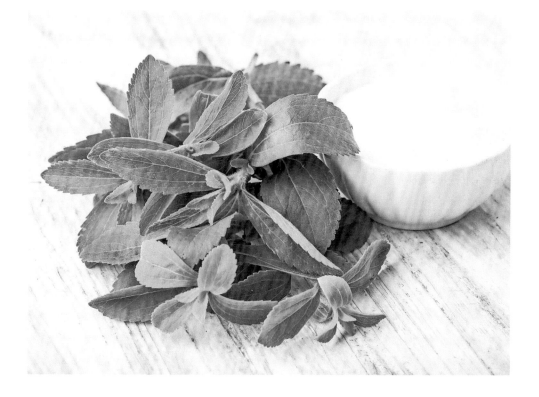

Süßen verwenden, jedoch ist es dank des Blattfarbstoffs Chloro-phyll grün. Diesen entfernt man noch, dann schmeckt es sogar noch besser und ist kaum mehr zu unterscheiden von richtigem Zucker.

Glaubt man seinen Anhängern, kann Stevia (fast) alles: Es senkt den Blutdruck, hilft bei Diabetes, wirkt gegen Zahnfleisch-bluten, unterstützt die Verdauung und Nierenfunktion. Äußer-lich angewendet, fördert es sogar die Wundheilung. Wissen-schaftlich eindeutig belegt ist die positive Auswirkung auf den Blutdruck, wenn Stevia langfristig in hohen Dosen eingenom-men wird. Und dies ist unabhängig davon, ob die Anwender zu hohen, zu niedrigen oder normalen Blutdruck haben.

Manche haben bei Stevia einen metallischen Nachgeschmack. Ist dies der Fall, können Sie auf die folgenden beiden Zuckeralter-nativen ausweichen.

Thaumatin

Der Katemfe-Strauch stammt aus dem Regenwald Westafrikas. In seiner Samenkapsel findet man einen natürlichen Süßstoff, der unseren Zucker um ein Vielfaches an Süßkraft übertrifft. Die Ein-heimischen in Afrika verwenden ihn seit Jahrhunderten zum Sü-ßen von Tee, Brot und Palmwein. Thaumatin wurde bereits 1855 vom Afrikareisenden Danielli entdeckt. Damit ist er der am längs-ten bekannte Süßstoff. In Japan wurde Thaumatin bereits 1979 als „natürliches Lebensmittel" erlaubt.

Thaumatin hat einen lakritzeartigen Nachgeschmack. Beim Kochen und Backen zerfällt er und verliert seine Süßkraft. Man findet den Süßstoff bislang schon in Süßwaren – oft in solchen auf Kakao- oder Trockenfruchtbasis –, in Diät- und Nahrungser-gänzungsmitteln, Getränken, Vitaminen und Zubereitungen für Diabetiker, in Kaugummi sowie in Tierfutter. Thaumatin gilt ge-sundheitlich als absolut unbedenklich.

> **!**
>
> Man kann Thauma-tin unter anderem über das Internet beziehen. Er scheint zwar sehr teuer, ist aber umgerechnet auf die extrem hohe Süßkraft günstiger als normaler Zucker.

Erythrit

Erythrit gilt ebenfalls als völlig unbedenklich. Er kommt ganz natürlich in geringen Mengen in einigen Obstsorten vor, wie Wassermelone, Birne und Weintrauben, in Pilzen, in fermentierten Lebensmitteln wie Sojasoße, Reiswein und Bier sowie in Käse. Er ist vermutlich der einzige Zuckeralkohol, der innerhalb von 24 Stunden über die Niere unverändert wieder ausgeschieden wird.

!

Im Gegensatz zu den anderen Zuckeralkoholen hat Erythrit so gut wie keine Kalorien.

Der Ersatzstoff kann in zahlreichen Lebensmitteln – von Süßigkeiten bis zu Milcherzeugnissen – eingesetzt werden. Auch als Geschmacksverstärker, Trägerstoff, Feuchthaltemittel, Stabilisator, Verdickungsmittel, Füllstoff und Komplexbildner kann man ihn verwenden. Allerdings löst Erythrit sich in Wasser nicht so gut auf und ist daher für Getränke und wasserhaltige Lebensmittel weniger geeignet. Für harte, getrocknete Nahrungsmittel wie Bonbons und Schokolade ist er hingegen ideal.

Erythrit schmeckt wie Zucker, sieht aus wie Zucker und hat das Volumen von Zucker, daher können Sie ihn gut zum Backen und Kochen verwenden. Er hat auch nicht den künstlichen Beigeschmack anderer Süßungsmittel. Im Handel wird er unter anderem unter der Bezeichnung Xucker angeboten.

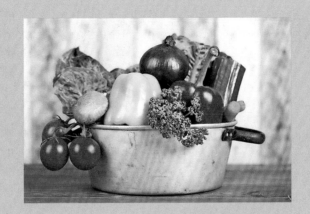

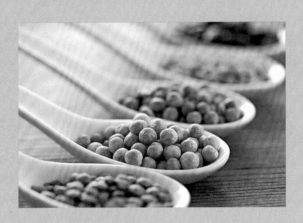

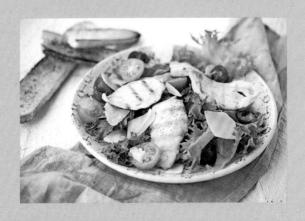

DIE RICHTIGE ERNÄHRUNG FÜR DIABETIKER

Diabetes ist kein Schicksal. Zwar wird die Krankheit Sie das restliche Leben begleiten, aber solange Sie ein paar Regeln befolgen, können Sie wunderbar und genussvoll damit leben. So gibt es bei der Ernährung keine absoluten Verbote mehr, im Fokus steht eine ausgewogene und abwechslungsreiche Ernährungsweise, die es Ihnen erlaubt, ein gesundes Gewicht zu erreichen und zu halten.

Allgemeine Ernährungsempfehlungen

„Sie müssen abnehmen und Ihre Ernährung umstellen", hat Ihnen Ihr Arzt gesagt, dann würden sich auch die Blutzuckerwerte wieder bessern. Doch leichter gesagt als getan. Wie sollen Sie das anfangen?

Am besten holen Sie sich am Anfang Hilfe in Form einer Schulung und Ernährungsberatung. Dort erfahren Sie, was Sie essen dürfen und was nicht. Was hat es mit den Kohlenhydraten auf sich? Müssen Sie jetzt komplett auf Zucker verzichten? Jeder Mensch ist anders und hat über Jahre seine Gewohnheiten und Vorlieben entwickelt. In einer individuellen Beratung wird darauf eingegangen und je mehr Sie das berücksichtigen und je behutsamer Sie Ihre Ernährung ändern, desto besser sind die Aussichten, dass Sie dabeibleiben und langfristig abnehmen. Adressen für solche Beratungen erhalten Sie von Ihrem Arzt oder Ihrer Krankenkasse.

Eine solche individuelle Beratung kann dieses Buch nicht bieten, aber Sie können sich auf den folgenden Seiten einen Überblick über die Ernährungsempfehlungen für Diabetiker verschaffen.

Den Eiweißanteil erhöhen

Eiweiß ist für Diabetiker grundsätzlich erlaubt. Täglich 0,8 Gramm Eiweiß pro Kilogramm Körpergewicht sollten es in der Regel sein, ein Erwachsener mit 60 Kilogramm Körpergewicht hat also einen Eiweißbedarf von rund 48 Gramm pro Tag. Eiweißreiche Lebensmittel sind Fisch, mageres Fleisch inkl. Schinken, Eier, fettarme Milchprodukte, vor allem Quark und Käse, Hülsenfrüchte wie Linsen, Erbsen und Bohnen sowie Soja, Nüsse, Erdnüsse, Cashewnüsse und Mandeln.

Zur Orientierung finden Sie hier eine kleine Aufstellung von Lebensmitteln und Kombinationen von Lebensmitteln, die in

!

Als Diabetiker sollten Sie sehr darauf achten, was Sie essen. Gelingt Ihnen das auf Dauer, können Sie Folgeerkrankungen verhindern.

!

Rund 15 Prozent der täglichen Energiezufuhr sollte aus Eiweiß bestehen.

den angegebenen Mengen jeweils circa 10 Gramm Eiweiß enthalten:

- 150 Gramm Joghurt + 1 Esslöffel Cornflakes + 4 Esslöffel Haferflocken + 100 Gramm Obst
- 2 Scheiben Roggenbrot + 1 gehäufter Esslöffel Quark + etwas Schnittlauch
- 2 Scheiben Roggenbrot + 1 gehäufter Esslöffel Quark + 1 Teelöffel Marmelade 2 Scheiben Weizenmischbrot + 20 Gramm Edamer + Radieschen
- 90 Gramm Reis natur (Trockengewicht) + 1/2 Ei + 100 Gramm Kopfsalat
- 60 Gramm Hirse (Trockengewicht) + 200 Gramm Zucchini
- 40 Gramm Hartweizennudeln + 100 Gramm Tomaten + 2 Esslöffel Parmesan
- 35 Gramm Linsen + 30 Gramm Teigwaren (jeweils Trockengewicht)
- 50 Gramm Fleisch
- 50 Gramm Geflügel
- 50 Gramm Wild
- 50 Gramm Fisch

Eine neue Ernährungsstudie zeigte, dass eiweißreiches Essen innerhalb von sechs Wochen bei Menschen mit Typ-2-Diabetes das Leberfett um bis zu 48 Prozent verringert – egal ob vorwiegend pflanzliches oder tierisches Eiweiß gegessen wurde. Dabei darf es sich nicht um eine alkoholbedingte Leberverfettung handeln. Negative Effekte auf die Nierenfunktion oder den Zuckerstoffwechsel wurden nicht beobachtet. Bei einer zusätzlichen Fettreduktion waren günstige Veränderungen des Leber- sowie Fettstoffwechsels und eine verbesserte Insulinempfindlichkeit der Teilnehmer beobachtet worden. Der Eiweißanteil betrug 30 Prozent der Energiezufuhr, bei den Fetten wurde auf eine ausgewogene Mischung von gesättigten sowie einfach- und mehrfach unge-

!

Eiweiß kann zum Teil auch in Zucker umgewandelt werden. Ist Ihr Blutzucker drei bis vier Stunden nach einem eiweißreichen Essen unerwartet hoch, so kann dies die Ursache sein.

sättigten Fettsäuren geachtet. Vor der Ernährungsumstellung hatte der Eiweißanteil bei durchschnittlich 17 Prozent gelegen.

Wenn Sie als Diabetiker schon nicht alles essen sollten, so können Sie sich beste Ware gönnen. Bei Fleisch und Wurst bedeutet dies, dass Sie Bioqualität wählen, also keine Ware aus Massentierhaltung kaufen. Es gibt auch nachhaltig produzierten Fisch, von dem Sie bei Übergewicht die fettärmeren Sorten bevorzugen sollten, zum Beispiel Seelachs, Forelle, Heilbutt, Rotbarsch, Kabeljau, Zander oder Scholle. Lachs, Thunfisch, Makrele, Aal und Hering sind die kalorienreichen Arten.

Das richtige Fett wählen

!

Maximal 30 Prozent der täglichen Kalorienzufuhr sollte aus Fett bestehen.

!

Empfehlenswerte Öle sind Oliven-, Raps-, Walnuss-, Lein- und Weizenkeimöl. Beschränken Sie sich auf maximal 2 Esslöffel pro Tag.

Man sieht es der Wurst und dem Käse leider oft nicht an, wie kalorienreich sie sind. So zählen Leber- und Mettwurst mit ihren 40 Gramm Fett/100 Gramm zu den energiereichsten Sorten. 100 Gramm Salami, Gelbwurst und Leberkäse enthalten noch 30 Gramm Fett. Wollen Sie abnehmen, sind Schinken, Corned Beef, Rindfleischsülze, Putenbrust, Kassler und teilweise Bockwürste mit ca. 10 Gramm Fett/100 Gramm vergleichsweise kalorienarm.

Nicht nur die Menge ist wichtig – entscheidend ist, das richtige Fett zu essen. Als gesund gelten Lebensmittel mit einfach ungesättigten Fettsäuren wie Raps- und Olivenöl. Sie sollen auch der Grund sein, dass die Herzinfarktraten rund ums Mittelmeer sehr niedrig sind, denn dort wird viel Olivenöl konsumiert. So nehmen die Griechen etwa 18 Liter Olivenöl im Jahr zu sich, die Italiener 11 Liter und bei uns ist es nur 1 Liter. Dennoch verdient Olivenöl nur den zweiten Platz für Gesundheit. Das Rapsöl gilt aktuell als das gesündeste Öl. Aber Gesundheit hin oder her: Gehen Sie bitte auch mit den gesündesten Fetten sparsam um.

In Ihrem Alltag verteilt sich das Fett auf drei Bereiche: Streichfette (Butter, Margarine, Frischkäse), Zubereitungsfette (Olivenöl, Rapsöl) und versteckte Fette (Wurst, Käse, Nüsse, Knabbersachen).

Sehr gut Fett einsparen können Sie bei Streichfetten, wenn Sie hier Halbfettprodukte verwenden oder sie zum Beispiel durch Frischkäse oder Tomatenmark ersetzen. Bei Salatsoßen genügt 1 Teelöffel Öl pro Person, Sie können die Soße mit einem Schuss Apfelessig, kohlensäurehaltigem Mineralwasser, Senf, Kräutern, Knoblauch und Zitronensaft verbessern. Dies schmeckt in der Regel besser als ein fertiges Dressing mit Mayonnaise und fettreichem Joghurt.

Fettreiches Essen kann Diabetes fördern

Das Deutsche Diabetes-Zentrum in Düsseldorf und das Helmholtz Zentrum München arbeiteten für die „Hochfett-Studie" eng zusammen. Eine Gruppe führte Versuche am Menschen, die andere parallel dazu am Mausmodell durch. Eine Gruppe der menschlichen Studienteilnehmer – gesunde schlanke Männer – bekam ein extrem fettreiches Palmöl-Getränk, die andere Gruppe bekam Wasser zu trinken. Das Palmöl-Getränk entsprach dem Fettgehalt von zwei Cheeseburgern mit Speck und einer großen Portion Pommes Frites oder zwei Salami-Pizzen. Auch die Mäuse erhielten Palmöl. Sowohl bei den Menschen als auch bei den Mäusen zeigte sich, dass eine einzige fettreiche Mahlzeit ausreicht, um die Insulinwirkung zu verringern bzw. sogar eine Insulinresistenz hervorzurufen und den Fettgehalt der Leber zu vergrößern. Zusätzlich veränderte sich der Energiehaushalt der Leber. Diese Stoffwechselveränderungen waren so deutlich, dass sie denen von Menschen mit Typ-2-Diabetes oder nicht alkoholischer Fettlebererkrankung ähnelten.

Fazit dieser Studie: Fettreiches Essen ist für Gesunde ungesund und für Diabetiker erst recht!

Die Vorteile von Ballaststoffen nutzen

Ballaststoffe – neuerdings aufgrund ihrer faserartigen Struktur auch „Nahrungsfasern" genannt – wurden früher als unnötiger Ballast angesehen. Heute weiß man, dass es möglich ist, mit einer ballaststoffreichen Ernährung unter anderem Herz-Kreislauf-Erkrankungen vorzubeugen und Bluthochdruck zu reduzieren.

!

Etwa 55 Prozent der täglichen Energiezufuhr sollten aus Kohlenhydraten bestehen, das gilt auch für Diabetiker.

Bei Ballaststoffen handelt es sich um nicht verwertbare Kohlenhydrate, sie werden nicht aufgespalten und erhöhen daher auch nicht den Blutzucker. Sie kommen ausschließlich in pflanzlichen Lebensmitteln vor, so zum Beispiel in Getreide, Hülsenfrüchten, Gemüse, Obst und Samen.

Folgende Wirkungen sind für Sie als Diabetiker interessant:

Blutzuckersenkende Wirkung   Die pflanzlichen Fasern vergrößern das Volumen der Nahrungsmittel und rufen so einen stärkeren Sättigungseffekt hervor. Zudem weisen ballaststoffreiche Lebensmittel eine geringere Kaloriendichte auf als ballaststoffarme. Manche Nahrungsbestandteile wie Traubenzucker werden aus ballaststoffreichen Lebensmitteln langsamer aufgenommen. So erhöht Pektin aus Obst die Glukosetoleranz, ebenso die Hemizellulose aus Hülsenfrüchten, Haferkleie aus Hafer, Roggen und Gerste sowie die Zellulose aus Weizenkleie. Dadurch steigt der Blutzuckerspiegel langsamer und nicht so hoch an. Auch die Magenentleerung wird durch Ballaststoffe verlangsamt, wodurch Sie lange satt bleiben. Damit tragen ballaststoffreiche Lebensmittel zu einer schlanken Linie bei.

In der Anfangsphase des Diabetes können Sie durch eine ballaststoffreiche Ernährung nach einer Zeit häufig die Medikamente absetzen oder niedriger dosieren. Man vermutet, dass der Verzehr ballaststoffreicher Kost über einen längeren Zeitraum zu einer Vermehrung der Insulinrezeptoren führt, so dass das Hormon besser wirken kann. Es scheint, als würde die gesamte Zuckerverdauung verbessert.

Cholesterinsenkende Wirkung   Vor allem Hafer besitzt eine stark cholesterinsenkende Wirkung und zwar bereits bei Mengen von 50 bis 100 Gramm am Tag in Form von Backwaren und Frühstückszerealien. Die wasserlöslichen Ballaststoffe der Haferkleie binden im Darm sowohl mit der Nahrung aufgenommenes Cholesterin als auch Gallensäuren, die in der Leber daraus gebildet werden. Somit muss die Leber vermehrt neue Gallensäuren produzieren. Dafür benötigt sie Cholesterin, das zum Teil dem Blutcholesterin entnommen wird. Ähnliche Ballaststoff-Konzentrationen findet man in Gerste und Buchweizen.

Klären Sie mit Ihrem Arzt oder bei einer Ernährungsberatung, ob es für Sie in Frage kommt, Haferkleie einzusetzen. Wenn ja, dürfen Sie nicht vergessen, dass die Haferkleie viel Flüssigkeit braucht, um ihr gutes Werk zu tun: Zu 10 Gramm Haferkleie müssen Sie etwa 250 Milliliter trinken!

Ein weiterer Ballaststoff, der den Cholesterinspiegel senkt, ist die resistente Stärke wie zum Beispiel die abgekühlte Kartoffelstärke im Kartoffelsalat.

Fettstoffwechselanregende Wirkung   Nicht nur Cholesterin wird durch Ballaststoffe reduziert. Auch Triglyzeride, Fettsäuren und Fett generell werden stärker ausgeschieden und weniger aufgenommen.

Blutdrucksenkende Wirkung   Manche Ballaststoffe senken den Blutdruck. So entstehen zum Beispiel bei der Verdauung der Ballaststoffe von Bohnen durch Bakterien im Dickdarm kurzkettige Fettsäuren, die eine blutdrucksenkende Wirkung haben.

Sättigende Wirkung   Ballaststoffe regulieren nicht nur die Verdauung, sondern auch die Sättigung. Das heißt: Produkte wie Haferkleie oder Leinsamen helfen beim Sattwerden. Gemüse, Hülsenfrüchte, Vollkornprodukte und Obst enthalten von Natur aus viele Fasern.

Auf eine ballaststoffreiche Ernährung umstellen

Wenn Sie den Ballaststoffanteil in Ihrer Kost erhöhen möchten, setzen Sie am besten auf eine vielseitige, abwechslungsreiche, vorwiegend pflanzliche Ernährung. Die Abwechslung ist wichtig, weil die Ballaststoffe in den einzelnen Lebensmitteln unterschiedlich zusammengesetzt sind und verschiedene positive Wirkungen haben.

Bei der Umstellung von einer bisher ballaststoffarmen auf eine ballaststoffreiche Ernährung sollten Sie es langsam angehen, damit Ihr Darm sich daran gewöhnen kann.

Nehmen Sie reichlich Flüssigkeit zu sich. Tauschen Sie helles Mehl gegen Vollkornmehl aus, essen Sie mehr Getreide und Getreideprodukte und reichlich Gemüse, Hülsenfrüchte, Kartoffeln,

Hülsenfrüchte wie Erbsen und Linsen enthalten viel Ballaststoffe.

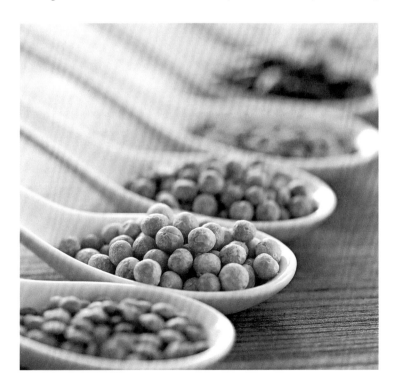

Keimlinge, Salat und Obst. Einen Teil des Gemüses und Obst sollten Sie roh zu sich nehmen.

Täglich mindestens 30 Gramm Ballaststoffe zu sich nehmen ist gut, besser wären jedoch 40 bis 50 Gramm. In der folgenden Tabelle finden Sie besonders ballaststoffreiche Lebensmittel.

So viele Ballaststoffe stecken in Ihren Lebensmitteln

LEBENSMITTEL	BALLASTSTOFFE PRO PORTION IN g
200 g Erbsen	10,0
60 g Linsen (Trockenprodukt)	10,0
125 g Johannisbeeren	9,0
200 g Rosenkohl	8,8
200 g Möhren	7,6
200 g Brokkoli	6,0
50 g Haferflocken	5,0
150 g Paprika	5,0
60 g Vollkornnudeln (roh)	4,8
1 Scheibe Roggenvollkornbrot	4,1
50 g Müsli (Trockenmischung)	4,0
1 Scheibe Weizenvollkornbrot	3,4
1 Apfel	3,0
1 Scheibe Roggenmischbrot	2,7
200 g Salzkartoffeln	2,2
60 g Nudeln (roh)	2,0
1 kleine Banane	2,0
1 helles Weizenbrötchen	1,4
1 Scheibe helles Toastbrot	0,9
1 Tomate	0,5

Wie oft sollte man essen?

Wurde vor einiger Zeit noch zu fünf Mahlzeiten am Tag geraten, so ist man inzwischen dazu übergegangen, nur noch drei Mahlzeiten pro Tag zu empfehlen, um die Bauchspeicheldrüse auch mal zur Ruhe kommen zu lassen. Es zeigte sich, dass häufiges Essen weder dem Körpergewicht noch der Blutzuckereinstellung nützt. Man weiß inzwischen, dass man zwischendurch nicht nascht, wenn man sich zu den festgesetzten Zeiten satt isst.

Professor Dr. med. Andreas Michalsen, Chefarzt der Abteilung Naturheilkunde im Immanuel Krankenhaus Berlin, rät Diabetikern sogar zu nur zwei Mahlzeiten täglich. Das ist für viele kaum durchzuhalten, dann besser maximal drei Hauptmahlzeiten und keine Zwischenmahlzeiten.

Eine Alternative ist das Intervallfasten, siehe Seite 96.

Kohlenhydrate reduzieren

Im Kapitel über Zucker haben Sie schon einiges über Kohlenhydrate gelesen und wissen, dass sie für Diabetiker eine besondere Rolle spielen. Genau genommen würde uns allen eine „Low carb"-Ernährung guttun, dies vor allem durch Reduktion des Zuckerkonsums.

Neue Forschungen ergaben, dass vor allem Jugendliche, die abends regelmäßig viele Kohlenhydrate mit einem hohen glykämischen Index zu sich nehmen, ein höheres Risiko haben, an Typ-2-Diabetes zu erkranken. Aber auch Studien an Erwachsenen zeigten, dass der regelmäßige abendliche Verzehr von Kohlenhydraten, die den Blutzucker stark ansteigen lassen, die Entwicklung eines Typ-2-Diabetes begünstigt.

Grund dafür ist, dass die Spiegel vieler Hormone einem 24-Stunden-Rhythmus unterliegen, der durch unsere „innere Uhr" gesteuert wird. So sind wir abends weniger insulinsensitiv, unsere Stoffwechselantwort auf die Nahrung – vor allem Kohlenhydrate – ist also abends geringer als morgens. Zusätzlich ist die

Pubertät eine Phase, in der die Insulinempfindlichkeit vermindert ist. Man nimmt daher an, dass es für die langfristige Diabetesvorbeugung entscheidend ist, am Abend auf Lebensmittel wie zum Beispiel Weißbrot oder weißen Reis zu verzichten.

Grundsätzlich ist von Brot, Getreide, Nudeln und Reis nur die Vollkornvariante zu empfehlen. Weißbrot, Toastbrot, Zwieback, Weizen- und Milchbrötchen, Hartweizennudeln, geschälter Reis, Pommes Frites, Kroketten, Kartoffelbrei, Pfannkuchen und Kartoffelpuffer sind eher ungeeignet. Kartoffeln sind als Pellkartoffeln ideal.

> **!**
>
> Um langfristig Diabetes vorzubeugen ist es entscheidend, am Abend auf Lebensmittel mit einem hohen glykämischen Index zu verzichten.

Die Logi-Methode – eine moderate Low-Carb-Diät

Wer gezielt den Blutzucker senken möchte, für den wird die „Logi-Methode" empfohlen. Dabei steht „Logi" für „Low Glycemic and Insulinemic Diet", also eine Ernährung, die gezielt den Blutzucker- und Insulinspiegel niedrig hält. Um das zu erreichen, nehmen Sie deutlich weniger Kohlenhydrate zu sich, als im Rahmen einer allgemein gesunden Ernährung empfohlen wird. Das soll helfen, die Blutwerte zu verbessern und Ihnen ganz nebenbei auch das Abnehmen erleichtern.

Folgende vier Ernährungsratschläge sind dafür entscheidend:

- Die Ernährung soll zum größten Teil aus stärkearmem Gemüse, Salat, Obst und hochwertigen Ölen bestehen, davon können Sie jeden Tag reichlich essen.
- Damit Sie satt werden, gehört zu jeder Mahlzeit ein eiweißreiches Lebensmittel: Fleisch, Fisch und Milchprodukte stehen ebenfalls täglich auf dem Speiseplan, aber in geringerem Maße.
- Vollkornprodukte, Kartoffeln und Reis nehmen Sie nur in begrenzten Mengen zu sich, da bei der Logi-Methode die Zufuhr von Kohlenhydrate bewusst reduziert ist.
- Getreideprodukte aus Weißmehl, mehlige Kartoffeln und Süßwaren sind ungeeignet, da sie den Blutzuckerhaushalt zu stark belasten. Diese dürfen Sie nur selten essen.

Viel trinken – aber das Richtige

Ob Diabetiker oder nicht – Sie sollten täglich etwa 1,5 Liter Flüssigkeit zu sich nehmen, weniger darf es nur bei Herzproblemen sein (Arzt fragen). Trinken Sie zu wenig, kann das ein Flüssigkeitsdefizit bedeuten. In der Folge fließt das Blut langsamer, Gehirn- und Muskelzellen werden schlechter versorgt. Dieses Phänomen erklärt auch, dass Kopfschmerzen wie durch ein Wunder verschwinden können, nachdem man ein großes Glas Wasser getrunken hat.

!

Trinken Sie die empfohlene Menge über den Tag verteilt, der Körper kann nicht mehr als einen halben Liter auf einmal verwerten.

Insbesondere wenn Sie abnehmen möchten, müssen Sie ausreichend trinken, denn damit unterstützen Sie den Stoffwechsel. Ein weiterer Vorteil: Ihre Haut wird besser durchblutet und sieht gut aus. Trinken Sie zu wenig, sieht die Haut fahl, faltig und müde aus. Eine gute Kontrolle, ob Sie ausreichend trinken, ist die Farbe Ihres Urins: Je heller und durchsichtiger er ist, desto besser ist Ihre Flüssigkeitsbalance.

Wasser ist und bleibt das Getränk der Wahl. Auch Obst- und Gemüsesäfte, so gesund sie sind, enthalten oft sehr viel Zucker aus den Früchten und Gemüsen, aus denen sie hergestellt werden. Ungesüßte Kräuter- und Früchtetees sind eine gute Alternative.

Wasser und Tee

Wenn Ihnen Mineralwasser auf Dauer zu langweilig ist, können Sie es mit einem Schuss Zitronensaft oder ungesüßtem Fruchtsaft aufpeppen. Auch ein paar Zitronenmelisse- oder Minzeblättchen in einer Karaffe können den Geschmack verbessern. Ungezuckerter Eistee mit Zitrone ist im Sommer echt lecker.

Für ein leckeres und gesundes heißes Getränk übergießen Sie ein paar dünne Scheiben frischen Ingwer mit kochendem Wasser und lassen das Ganze 5 Minuten und länger ziehen. Schmeckt ausgezeichnet und kurbelt nebenbei den Stoffwechsel an.

Eine milde Alternative zu schwarzem Tee ist Rooibos-Tee, der weder Farbstoffe noch Koffein enthält, dafür zahlreiche Mineralien und Spurenelemente.

Besonders wertvoll für Diabetiker soll ungesüßter grüner Tee sein. Die Blätter des grünen Tees werden nicht fermentiert bzw. oxidiert, sie sind also unbehandelt. Die Antioxidantien des grünen Tees können einem Diabetes Typ 2 entgegenwirken, indem sie dosisabhängig den Blutzuckerspiegel, die Konzentration des Insulins und zusätzlich die Aktivität der Leberenzyme, die am Zuckerstoffwechsel beteiligt sind, normalisieren.

Grüner Tee ist darüber hinaus zum Abnehmen geeignet, da er „thermogenetische" Eigenschaften aufweist. Das bedeutet, dass er für eine bessere Energieverwertung im Organismus und damit für eine beschleunigte Fettverbrennung sorgt. Trinken Sie nicht mehr als drei bis fünf Tassen täglich davon, da er auch Koffein enthält. Der Tee sollte aus biologischem Anbau stammen. Von einem übertrieben hohen Konsum in der Schwangerschaft wird abgeraten.

Gesüßte Getränke sind tabu

Wie bereits ausgeführt, sind gesüßte Getränke tabu, also Limonaden, Energydrinks und andere Getränke, denen Zucker zugesetzt sind. Nicht nur, dass sie kalorienreich sind, ihr Zucker wird auch sehr schnell aufgenommen. Der Zuckerspiegel steigt nach ihrem Genuss kurzzeitig sehr stark an, fällt aber auch sehr schnell wieder ab. Dann bekommt man Hunger oder Lust auf ein weiteres Glas Limonade. Satt machen diese Getränke definitiv nicht.

Süße Getränke sind wie Süßigkeiten. Bei Diabetesgefahr und wenn Sie abnehmen möchten, haben Sie auf Ihrem Speiseplan nichts zu suchen.

Kaffee hilft gegen Diabetes

Unglaublich aber wahr: Wissenschaftler haben herausgefunden, dass es einen Zusammenhang zwischen dem Kaffeekonsum und Diabetes gibt. So soll es das Diabetesrisiko verringern, wenn man zwei bis fünf Tassen Kaffee pro Tag trinkt.

Forscher der renommierten Harvard-Universität berichteten 2014, dass Kaffeetrinker, die täglich mindestens sechs Tassen konsumieren, im Vergleich zu Kaffee-Abstinenzlern um rund ein Drittel seltener an Typ-2-Diabetes erkranken – gleichgültig, ob koffeinierter oder entkoffeinierter Kaffee, Mann oder Frau, Europäer, Asiate oder US-Amerikaner. Allerdings, so Experten, solle man die Ergebnisse nicht überinterpretieren und nun anfangen, im Übermaß Kaffee zu trinken. Allzu reichlich genossen kann Kaffee nämlich nervös und zittrig machen oder die Konzentration beeinträchtigen.

Alkohol in Maßen genießen

Alkohol sollten Sie auf keinen Fall zum Durstlöschen trinken. Nicht nur, dass er den Stoffwechsel durcheinander bringt und viele Kalorien hat. Er bremst auch die Fettverbrennung, da die Leber zuerst den Alkohol abbaut. Bei Frauen wird er darüber hinaus deutlich langsamer abgebaut als bei Männern – darum vertragen Männer ihn besser. Dann kommt noch dazu, dass Alkohol den Appetit steigert.

Männer sollten nicht mehr als 24 Gramm Alkohol täglich zu sich nehmen, Frauen die Hälfte. Für Männer ist das etwa ein viertel Liter Wein bzw. ein halber Liter Bier, für Frauen ein achtel Liter Wein bzw. ein viertel Liter Bier. Dies sind die Mengen, die nachteilige gesundheitliche Folgen unwahrscheinlich machen.

Mehr zu trinken ist insbesondere für Diabetiker ungesund, denn Alkohol kann zu Unterzuckerung führen, wenn Sie Insulin spritzen oder Tabletten einnehmen, die das Risiko für eine Unterzuckerung erhöhen. Besonders gefährlich ist, dass Sie aufgrund der Wirkung des Alkohols die typischen Signale für eine Unterzuckerung, wie Schwitzen und Zittern, nicht oder nur verzögert wahrnehmen. Auch alkoholbetäubt ins Bett zu gehen ist keine gute Idee, da unter Alkoholeinfluss unser körpereigenes „Sicherheitssystem" nicht mehr richtig funktioniert. Die Leber entgiftet zuerst, baut also den Alkohol ab. Das Glykogen in der Leber bleibt unangetastet, im Blut fehlt es also an Zucker. Die Folge: Noch Stunden nach dem Alkoholgenuss besteht ein Unterzuckerungsrisiko. Insofern sollten Diabetiker grundsätzlich nur wenig Alkohol und diesen allenfalls zum Essen trinken.

Haben Sie doch einmal zu viel getrunken, sollten Sie vor dem Schlafengehen den Blutzucker messen und gegebenenfalls eine entsprechende Menge an Kohlenhydraten verzehren.

Vorsicht Fertiggerichte!

Fertiggerichte enthalten oft zu viel Salz und Fett, aber auch viel Zucker! Die folgenden Fertiggerichte bzw. Fertigmüslis enthalten besonders viel Zucker:

- Tiefkühlpizza mit Salami (400 g): 18 bis 24 Gramm Zucker, das sind 6 bis 8 Zuckerwürfel
- Kartoffelsalat aus dem Kühlregal (etwa 400 g): 27 Gramm Zucker, das sind 9 Zuckerwürfel
- Rotkohl aus dem Glas (700 Gramm): 75 Gramm Zucker, das sind 25 Zuckerwürfel
- Fitness-Müsli (etwa 400 g): ca. 120 Gramm Zucker, das sind 40 Zuckerwürfel – gar nicht gesund!
- Früchtejoghurt (200 Gramm): 24 Gramm Zucker, das sind 8 Zuckerwürfel
- Cornflakes (100 Gramm): 36 Gramm Zucker, das sind 12 Zuckerwürfel in ein bisschen Cornflakes!

Viel Zucker finden Sie auch in Gewürzgurken, Brot, Frischkäse, Salzstangen und fertigen Salatsoßen. Sie sehen also: Es rentiert

sich, frisch selbst zu kochen und zum Beispiel Müsli oder Frucht-
joghurt selbst zu mischen.

Einige Instantprodukte sind ebenfalls nicht zu empfehlen.
Zum Beispiel wird fertiger Kartoffelbrei blitzschnell zu Traubenzucker abgebaut und wirkt wie eine Zuckerlösung. Hingegen lässt
selbst gemachter Kartoffelbrei mit Milch und Butter den Blutzucker nicht stärker ansteigen als bei Kartoffeln selbst.

Verschiedene für Diabetiker nicht geeignete Lebensmittel

- Süße Backwaren, Süßigkeiten, süße Milchprodukte, Salzge-
  bäck, Chips und Flips sollten Sie meiden.
- Gezuckerte Obstkonserven, Obstmus und kandiertes Trocken-
  obst. Süße Obstsorten sollten Sie nur in Maßen genießen: Banane, Kaki (Sharon), Weintrauben, Kirsche, Ananas, Mango,
  Honigmelone und Birnen.
- Bei Gemüse sollten Sie Süßkartoffeln und Mais nicht zu häufig essen.
- Bei den Fetten sind Schweine-, Gänse- und Butterschmalz ungeeignet, genauso wie Palmfett, Mayonnaise, Sonnenblumen-
  öl und Distelöl.
- Fisch sollte nicht in Mayonnaise oder Sahne eingelegt sein,
  auch panierter Fisch ist ungeeignet – der Kalorien wegen. Das-
  selbe gilt für Fleisch – bereiten Sie es pur zu, ohne Panade.
- Unter den Milchprodukten sind Sahne, Schmand und Crème
  fraîche ebenso ungeeignet wie Pudding, Milchreis, Fruchtjo-
  ghurt, Fruchtquark, Kakaozubereitungen und Fruchtbutter-
  milch.

Spezielle Ernährungsempfehlungen für Diabetiker

Hafer als Blutzucker-Regulator

Zum Frühstück essen Sie am besten Haferflocken und Haferkleie,
etwa Porridge. Hafer enthält reichlich Faserstoffe, unter anderem

Beta-Glucan. Dieser Ballaststoff wirkt regulierend auf den Blutzuckerspiegel und kann die Cholesterinwerte senken. Ganz allgemein steigt der Blutzucker mit Hafer (Haferflocken, Haferkleie) nur langsam an. Zwei bis drei Esslöffel Hafer zum Frühstück (Porridge, Müsli, Quark) können den Blutzuckerspiegel am Vormittag auf einem gesunden Niveau halten.

Es wird sogar empfohlen, ganze Hafertage einzulegen, sozusagen als Kurzkur. Dies empfiehlt sich insbesondere bei Insulinresistenz. Damit werden die Körperzellen nachweislich wieder empfindlicher für Insulin. Sogar die Medikamentendosis kann nach einer Haferkur in der Regel wieder gesenkt werden.

Zu Beginn der Ernährungsumstellung ist eine dreitägige Haferkur sinnvoll, die Sie am besten vorab mit Ihrem Hausarzt oder einem Ernährungsmediziner besprechen. Während der Kur darf der Hafer nur mit Wasser oder fettfreier Bouillon zubereitet werden. Wichtig ist, in dieser Zeit täglich 2 Liter kalorienfreie Flüssigkeit (Wasser, Tee) zu trinken und die empfohlene Menge an Haferflocken essen: zum Frühstück, Mittagessen und Abendessen je 75 Gramm.

Kochen Sie die Flocken mit 300 bis 500 Milliliter Wasser oder fettfreier Bouillon kurz auf und lassen Sie sie ca. fünf Minuten mit geschlossenem Deckel quellen. Um den Geschmack etwas abwechslungsreicher zu gestalten, können Sie je nach Geschmack Kräuter, Zwiebeln, gedünstetes Gemüse oder Beeren zugeben. Folgende Mengen sind dabei täglich zusätzlich erlaubt:

- 50 Gramm Erdbeeren oder Himbeeren
- 100 Gramm Lauch oder Champignons
- Zwiebeln, Knoblauch
- Kräuter und Gewürze
- kalorienfreie Süßungsmittel wie Stevia oder Erythrtit (siehe Seite 52) oder Zitronensaft

Nüsse senken das Diabetesrisiko

Erdnüsse, Walnüsse, Mandeln, Pistazien, Paranüsse, Cashewnüsse oder Haselnüsse – Nüsse dürfen und sollten Sie das ganze Jahr über knabbern. Sie sind reich an Ballaststoffen, Magnesium, ungesättigten Fettsäuren, Vitamin E sowie Antioxidantien und tragen damit nicht nur zur Vorbeugung von Herz-Kreislauf-Erkrankungen bei. So reicht bereits eine Menge von 28 Gramm (ca. eine Handvoll) Nüssen täglich aus, um das Diabetesrisiko um 39 Prozent zu senken. Auch die Todesfälle in Folge von Diabetes werden dadurch offensichtlich reduziert.

Allerdings sollten Sie nicht mehr als die empfohlene Menge zu sich nehmen, da Nüsse überaus reich an Fetten sind. Wenn Sie regelmäßig viel davon essen, wird das unweigerlich zur Bildung von Fettpölsterchen führen. Vor allem greifen Sie bitte zu ungesalzenen, nicht gerösteten, also naturbelassenen Nüssen. Erdnussbutter, Nussecken oder Nuss-Nougat-Creme haben die positive Wirkung nicht.

Um Schimmelpilze zu vermeiden, bewahren Sie die Nüsse ungeschält oder fertig gemahlen und portioniert eingefroren auf.

Eier erlaubt!

Eine finnische Langzeitstudie über 21 Jahre an 1.000 Männern zwischen 41 und 60 Jahren zeigte, dass diejenigen, die durchschnittlich vier Eier pro Woche aßen, ein um 37 Prozent geringeres Risiko zeigten, Diabetes Typ 2 zu entwickeln. Nicht nur das: auch die Blutzucker-Werte waren in der Gruppe der Eierkonsumenten niedriger. Maximal werden fünf Eier pro Woche empfohlen.

Propionsäure gegen Diabetes

Neuerdings gibt es Versuche mit Propionsäure. Dabei handelt es sich um eine sogenannte kurzkettige Fettsäure, die 1844 entdeckt wurde und im letzten Jahrhundert bei der Konservierung von

Brot und Käse eine Schlüsselrolle spielte. Heute wird sie kaum noch eingesetzt, da es andere Verfahren zur Konservierung gibt, wie zum Beispiel die Ultrahocherhitzung. Dennoch wird sie auch heutzutage noch bei bestimmten Backwaren und zur Käseherstellung verwendet.

Propionsäure ist völlig natürlich und gilt als gesundheitlich unbedenklich. Und sie soll nun Diabetikern helfen: Nimmt man täglich 1.000 Milligramm Propionat ein, soll dies gegen Arterienverkalkung wirken und den Blutzuckerspiegel normalisieren. Die Wissenschaftler führen dies darauf zurück, dass die Säure im Darm zwei Hormone freisetzt, die dem Körper zum einen ein Sättigungsgefühl signalisieren und zugleich dazu beitragen, den Zuckerlevel im Blut zu reduzieren.

Hochreine Propionsäure wird unter dem Handelsnamen Propicum über das Internet oder in Apotheken vertrieben.

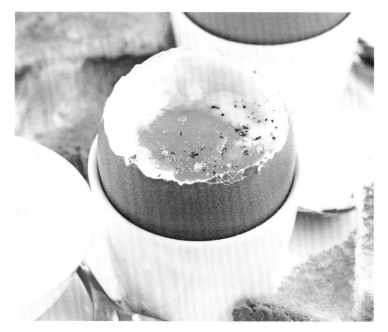

Vier Eier pro Woche sind erlaubt.

Übergewicht abbauen – Normalgewicht halten

!

Indem sie abspecken und ihr Normalgewicht halten, können viele Diabetiker die Behandlung mit Insulin über Jahre hinauszögern oder sogar ganz verhindern.

Übergewicht ist eine der wichtigsten Ursachen dafür, dass sich eine Insulinresistenz entwickeln kann. Umgekehrt gilt: Wird das Übergewicht wieder abgebaut, wird der Diabetes gestoppt.

Hat der Arzt bei Ihnen Diabetes diagnostiziert, dann schauen Sie sich als erstes Ihr Gewicht an. Haben Sie ein paar oder auch ein paar mehr Kilo zu viel? Dann gehen Sie es an, werden Sie die Kilos los! Mit jedem überflüssigen Pfund, das Sie abbauen, verbessert sich die Insulinwirkung wieder und Ihre Blutzuckerwerte sinken. Oft reicht es bereits, wenn Sie vier bis fünf Kilo abnehmen, um Ihre Blutzuckerwerte wieder zu normalisieren. Falls Sie trotzdem Arzneimittel einnehmen müssen, kommen Sie dann meistens mit einer geringeren Dosis aus.

Der Speck am Bauch ist besonders gefährlich

Tragen Sie einen Bierbauch vor sich her oder haben sich Ihre Fettröllchen an Oberschenkeln und Po breitgemacht? Beides hat seine Vor- und Nachteile. Während die „Birnenform" eher weniger riskant für die Diabetesentwicklung ist, nimmt das Bauchfett des „Apfeltypen" aktiv am Stoffwechsel teil und produziert etwa 200 verschiedene Hormone und diverse Wachstumsfaktoren. Diese erhöhen die Insulinresistenz und setzen Entzündungsprozesse an den Blutgefäßen in Gang. Es gibt aber auch eine gute Nachricht: Wenn Sie abnehmen, verschwindet das Bauchfett schneller als das an Hüfte und Po, eben weil es ein stoffwechselaktives Gewebe ist und der Körper bevorzugt aus Bauchfett Energie gewinnt.

Je dicker der Bauch, desto höher das Risiko für Herz-Kreislauf-Krankheiten, Bluthochdruck, Diabetes, Fettstoffwechselstörungen, Arteriosklerose, Demenz, Depressionen und Impotenz. Dabei ist nicht das sogenannte „subkutane Fett" gefährlich, also das Fett direkt unter der Haut, das man als Speckröllchen fassen kann. Riskant ist das Bauchfett, das „viszerale Fett", das innere Organe wie Leber und Bauchspeicheldrüse umgibt und den Bauchumfang vergrößert.

Ein weiteres Problem bei Diabetes Typ 2 ist die nichtalkoholische Fettleber. 40 Prozent der Bevölkerung leiden darunter, bei Typ-2-Diabetikern sind 90 Prozent betroffen. Um diese zu verringern, hilft schon eine kurzfristige Verringerung der Energiezufuhr, dabei sollte auf weniger Kohlenhydrate und mehr Eiweiß geachtet werden. Nimmt man auf diese Weise ab, verschwindet nicht nur das Leberfett, sondern auch die Blutzuckerwerte und der Fettstoffwechsel verbessern sich.

Das Metabolische Syndrom
Beim Metabolischen Syndrom treten gleichzeitig mehrere Stoffwechselstörungen auf:
- bauchbetontes Übergewicht
- erhöhte Blutfettwerte (Triglyceride): über 150 mg/dl
- niedriges HDL-Cholesterin unter 50 mg/dl bei Frauen und unter 40 mg/dl bei Männern
- Bluthochdruck
- ein erhöhter Blutzucker mit einem Nüchternblutzucker über 100 mg/dl (5,6 mmol/l) oder ein bereits festgestellter Diabetes

Jede einzelne dieser Störungen birgt das Risiko für Herz-Kreislauf-Erkrankungen und Diabetes Typ 2. Treffen mehrere zu, ist das Risiko entsprechend höher.

Bin ich überhaupt zu dick?

Das eigene Gewicht realistisch einzuschätzen, fällt nicht immer leicht. Um festzustellen, ob Sie wirklich abnehmen müssen, gibt es verschiedene Möglichkeiten.

Body-Mass-Index (BMI)

Bei der Berechnung des Body-Mass-Index (BMI) wird das Körpergewicht in Bezug zur Körpergröße gesetzt. Die Formel lautet:
Gewicht in Kilogramm : (Körpergröße in Meter)^2
Beispiel: 70 Kilo : (1,70 Meter)^2 = 24,2 BMI

Bewertung des BMI

	BMI MÄNNER	BMI FRAUEN
Untergewicht	< 20	< 19
Normalgewicht	20–25	19–24
leichtes Übergewicht	25–30	24–30
Deutliches Übergewicht (Adipositas/Fettsucht)	30–40	30–40

Der BMI ist eine Richtlinie, er berücksichtigt jedoch nicht die Fettverteilung. Gemäß neuer Erkenntnisse wird daher der Bauchumfang gemessen, um dem viszeralen Fett auf die Spur zu kommen.

Bauchumfang

Wie oben ausgeführt, ist das viszerale Fett am Bauch besonders gefährlich. Messen Sie Ihren Bauchumfang in der Höhe des Bauchnabels bei normalem Ein- und Ausatmen. Dabei soll das Band gut anliegen und nicht einschneiden. Hier sind die Werte relativ unabhängig von der Körpergröße.

Für Frauen gilt:
• Bauchumfang über 80 Zentimeter:
  mäßig erhöhtes Gesundheitsrisiko
• Bauchumfang über 88 Zentimeter:
  deutlich erhöhtes Gesundheitsrisiko

Für Männer gilt:
- Bauchumfang über 94 Zentimeter:
  mäßig erhöhtes Gesundheitsrisiko
- Bauchumfang über 102 Zentimeter:
  deutlich erhöhtes Gesundheitsrisiko

Nicht weniger, sondern bewusster essen

Sie haben festgestellt, dass Sie abnehmen müssen, und stehen nun vor der Frage, wie Sie das am besten angehen. Hier lautet die Devise: Nicht weniger, sondern bewusster essen. In Ihrem Alltag heißt dies: Essen Sie viel Obst und Gemüse sowie Vollkornprodukte, Hülsenfrüchte, Salat, Seefisch und Kartoffeln, jedoch wenig Salz und Fett. Und essen Sie nur dann, wenn Sie Hunger haben, und nur so viel, bis Sie satt sind.

> **!**
>
> Vom Diabetesrisiko abgesehen, beeinträchtigt jedes zusätzliche Kilo Ihre tragenden Gelenke doppelt und dreifach.

Die Schwierigkeit beim Abnehmen besteht darin, einen langfristigen Erfolg zu erzielen, ohne Jo-Jo-Effekt. Das erreichen Sie, indem Sie Ihre Ernährungsgewohnheiten langsam, aber stetig ändern – ohne Druck. Und indem Sie nicht hungrig bleiben. Ist zum Beispiel die Lust auf Schokolade zu groß, essen Sie einen einzeln verpackten Riegel, den Sie langsam im Munde zergehen lassen.

Mit einem Ernährungsprotokoll Dickmacher aufspüren

Oft merkt man gar nicht, wie viel man nebenher isst. Um dem auf die Spur zu kommen, ist es hilfreich, ein paar Tage lang ein Ernährungsprotokoll zu führen. Steht eine Schale mit Süßigkeiten auf der Anrichte? Liegen in Ihrer Schreibtischschublade immer ein paar Schokoriegel für zwischendurch? Solche äußeren Anreize verleiten zum Essen, auch wenn Sie keinen Hunger haben. Wenn ein schneller Griff in die Schublade oder beim Vorbeigehen in die Schale genügt, ist das der Figurkiller schlechthin! Solche „Zwischenmahlzeiten" gehören auch in ein Ernährungsprotokoll – selbst wenn die Portion noch so klein ist.

Die reine Verfügbarkeit kann ein Anreiz zu essen sein, aber auch die Stimmung. Manche essen mehr, als sie sollten, wenn sie traurig oder frustriert sind, andere, wenn sie ein Erfolgserlebnis hatten. Vielleicht essen Sie aus Langeweile oder einfach aus Gewohnheit. Oder Sie bringen es nicht über sich, Reste wegzuwerfen, und essen sie auf, bevor sie schlecht werden. All dies sind in der jeweiligen Situation gute Gründe, doch leider fördert all dies Übergewicht und Diabetes.

Beginnen Sie damit, Ihre Essgewohnheiten durchzuforsten und zu überlegen, wo Sie etwas ohne Verzicht umstellen oder austauschen können, sei es bei den Getränken, der Zubereitung oder den Essenszeiten. Dabei hilft das Ernährungsprotokoll.

Lassen Sie sich Zeit, Crashdiäten sind Unsinn. Schritt für Schritt zum besseren Gewicht. Pfund für Pfund, Kilo für Kilo. Ihre überflüssigen Kilos sind nicht innerhalb von vier Wochen auf Ihren Hüften gelandet, also können Sie ihnen auch ein paar Monate Zeit geben, bis sie wieder verschwunden sind. Aber wenn es dann weg ist, kommt es so bald nicht wieder.

Legen Sie sich kleine Etappenziele fest und gönnen Sie sich eine Belohnung, wenn Sie ein Ziel erreicht haben, zum Beispiel

!

Nehmen Sie langsam ab, dann ist es leichter, das erreichte Gewicht langfristig niedrig zu halten.

Den Kalorienbedarf ermitteln

Um abzunehmen, müssen Sie Ihrem Körper weniger Energie zuführen, als er verbraucht. Als grobe Faustformel für Ihren Energiebedarf nehmen Sie Ihr Körpergewicht in Kilogramm mal 30. Von dieser Summe ziehen Sie 500 Kilokalorien ab, das Ergebnis ist die Kalorienanzahl, die Sie nicht überschreiten sollten, wenn Sie abnehmen möchten.

Beispiel: 80 Kilogramm x 30 = 2.400 Kilokalorien.

Minus 500 = 1.900 Kilokalorien.

Im Internet finden Sie unter www.lebensmittel-tabelle.de schnelle Informationen über Fett, Broteinheiten und Kaloriengehalt Ihrer Lebensmittel.

eine Massage, einen Nachmittag in der Therme, eine neue Uhr, ein neues Kleidungsstück, in das Sie jetzt reinpassen. Ihnen wird sicher etwas einfallen!

Ein kritischer Blick auf aktuelle Ernährungstrends

Wenn Sie regelmäßig Zeitung oder Zeitschriften lesen, werden sie Ihnen nicht entgangen sein: die vielen neue Ernährungstrends, die auf den bewussteren Umgang mit den Lebensmitteln setzen, die behaupten, gesünder als eine normale Ernährung zu sein, und die teilweise sehr rigiden Regeln folgen. Einige davon schauen wir genauer an.

Low Carb: Das Low-Carb-Prinzip ist weit verbreitet, es gab und gibt diverse Diäten, die eine kohlenhydratarme Kost in den Vordergrund stellen. Hier können Sie sich die für Sie passende aussuchen, weiter vorne wurde bereits auf die Logi-Tech-Methode eingegangen (siehe Seite 77). Für Diabetiker ist Low Carb aus Expertensicht empfehlenswert, da ihnen generell empfohlen wird, den Kohlenhydratanteil auf 30 bis 40 Prozent der Gesamtenergieaufnahme zu senken – bei gleichzeitiger Erhöhung des Fett- und Eiweißverzehrs.

Paleo: Bei der steinzeitlichen Ernährung wird nur das gegessen, was es schon in der Steinzeit gab, also viel Gemüse, Tierprodukte und Obst. Zucker, Getreide- und Milchprodukte sind tabu – also ebenfalls Low Carb. Diese Ernährungsform soll insbesondere für Patienten mit dem Metabolischen Syndrom, bei denen der Kohlenhydratstoffwechsel gestört ist und die zugleich stark übergewichtig sind, geeignet sein. Tatsächlich ist sie nicht schlecht. Sie ist eiweißreich und verzichtet weitgehend auf Getreide- und Milchprodukte sowie moderne, verarbeitete Lebensmittel. Allerdings fehlen die wichtigen Ballaststoffe.

Vegane Kost: Bekanntermaßen wird bei dieser Ernährungsform auf alle tierischen Produkte inklusive Milch und Milchgetränke sowie auf Eier bis hin zu Honig verzichtet. Grundsätzlich können sich auch Diabetiker vegan ernähren. Ernährungsexperten sehen dies in der Regel allerdings kritisch. Man braucht ein gutes Ernährungswissen, um nicht in einen gefährlichen Mangel zu schlittern. Kritisch ist vor allem die Versorgung mit Jod und Vitamin B_{12}. Jod benötigt die Schilddrüse unbedingt, um korrekt arbeiten zu können, auch deshalb wird immer wieder zum Fischgenuss geraten. Vitamin B_{12} ist deshalb so kritisch zu sehen, da es sich dabei um das einzige B-Vitamin handelt, das der Körper speichern kann. Tatsächlich zeigten einige wenige kleine Studien mit veganer Ernährung günstige Effekte auf das Körpergewicht und damit verbundene Risikofaktoren wie Diabetes Typ 2. Jedoch muss man sehr genau auf seine Vitamin-B_{12}-Versorgung achten und auch die Schilddrüse entsprechend regelmäßig kontrollieren lassen. In der Regel kommt man ohne die Ergänzung von Jod und Vitamin B_{12} auf Dauer nicht zurecht.

Superfoods: Dabei handelt es sich um einzelne Lebensmittel wie Samen, Beeren und Nüsse aus meistens exotischen Regionen. Ihnen wird eine besonders hohe gesundheitsfördernde Wirkung zugesprochen. In der Regel gibt es jedoch einheimische Produkte, die mindestens genauso gut sind und nicht zu nahezu absurd hohen Preisen angeboten werden. Ein Beispiel dafür sind Chia-Samen. Sie haben so gut wie keine Vorteile gegenüber den einheimischen Leinsamen, werden jedoch zu 5- bis 10-fach höheren Preisen verkauft. In der Regel fehlen wissenschaftliche Studien völlig oder sind wegen methodischer Mängel wertlos.

Abnehmen mit Volumetrics

Nach neuesten Erkenntnissen ist das Volumen der Nahrung das Entscheidende: „Volumetrics" (von „Volumetrie" = Messen von Rauminhalten) nennt man die Ernährungsform, die dies berücksichtigt.

Wenn man isst, wird ein Dehnungsreiz ausgelöst: Nervenrezeptoren messen die Essensmenge und den Druck auf die Magenwand, diese Rezeptoren senden Signale an das Gehirn und lösen dort das Völlegefühl aus. Nerven im Zwischenhirn sorgen dafür, dass man nicht weiter isst. Wenn man schließlich ganz satt ist, werden die entsprechenden Botenstoffe nicht mehr ausgeschüttet.

Der Magen zieht sich zusammen und der Nahrungsbrei wird nach und nach an den Dünndarm abgegeben. Ist der Magen leer, fühlt man wieder ein Verlangen nach Essen. Größere Mahlzeiten füllen daher den Magen für einen längeren Zeitraum. Deshalb ist es besser, zwei- bis dreimal täglich eine größere Mahlzeit zu verzehren, das sättigt besser als mehrere kleine Portionen.

Die Sättigungssignale entstehen unabhängig davon, wie viel Energie die jeweilige Nahrung enthält. 80 Prozent der Sättigung gehen auf das Volumen und nicht auf die Kalorienmenge zurück. Je mehr Kalorien ein Lebensmittel enthält, desto größer ist die Energieaufnahme bei gleichem Sättigungseffekt. Isst man zum Beispiel Schnitzel oder Gemüse, so wird mit letzterem die Sättigung mit nur 150 Kilokalorien erreicht, beim Schnitzel benötigt man für denselben Effekt 550 Kilokalorien.

Dass Gemüse kalorienarm den Magen füllt, überrascht nicht wirklich. Das sieht beim Brot schon anders aus, es ist zu trocken, um ein günstiger Sattmacher zu sein. Kartoffeln sind da eindeutig besser. Gemüse und Obst bestehen zu 90 Prozent aus Wasser, daher füllen sie den Magen und machen satt. Auf diesem Prinzip basiert zum Beispiel die Kohlsuppendiät. Wird sie angereichert mit Sojabohnen oder ähnlichen Hülsenfrüchten ist sie ideal zum Abnehmen – allerdings hat man sie sehr schnell über. Gegen einen Suppentag in der Woche spricht jedoch nichts.

Eine günstige Energiedichte haben nach dieser Methode zum Beispiel Salat, Gemüse, Obst, bei Fleisch Filet und gekochter Schinken, Pellkartoffeln, Reis und Nudeln. Ganz hohe und somit extrem ungünstige Werte haben Nussnugatcreme, geröstete Erdnüsse und Kartoffelchips.

!

Wählen Sie anstelle von Hartkäse besser Magerjoghurt als Kalziumlieferanten – damit füllen Sie schneller den Magen.

Tipps und Tricks zum Abnehmen

- Machen Sie sich eine Liste der Dinge, die Sie sehr gerne tun. Wenn dann der Appetit auf eine kalorienreiche Zwischenmahlzeit kommt, nehmen Sie sich vor, 20 Minuten zu warten – und dies mit Hilfe der geliebten Tätigkeit. Danach ist der Heißhunger meist verschwunden.
- Geben Sie die Portion, die Sie essen wollen, in der Küche auf den Teller und holen Sie sich keinen Nachschlag. Stehen Töpfe oder Schüsseln mit den Speisen auf dem Tisch, isst man mehr.
- Verwenden Sie kleine Teller und kleine Servierlöffel. Sind die Teller auch noch rot gefärbt, isst man automatisch weniger – ein Überbleibsel aus der Steinzeit.
- Bewusstes Essen hilft, weniger zu essen. Das, was Sie essen, sollten Sie wirklich genießen und nicht in sich hinein schlingen. Das macht Spaß und fördert das Sättigungsempfinden.
- Bewegen Sie sich! Studien zeigten, dass Personen, die versuchten, mit Diät plus Sport abzunehmen, etwa 20 Prozent mehr an Gewicht verloren und es auch besser halten konnten als Menschen, die nur eine Diät durchführten.

Verwenden Sie kleine Teller und verzichten Sie auf Nachschlag.

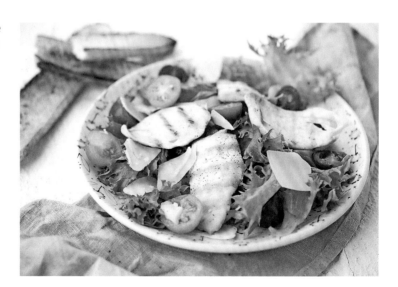

Heilfasten bei Diabetes – eine wirksame Therapie

Bei Typ-2-Diabetes präsentieren amerikanische Forscher einen neuen Therapieansatz. Eine Diät, die Fasten imitiert, konnte bei diabetischen Mäusen die Insulin produzierenden Zellen regenerieren. Wie die Forscher um Professor Valter Longo von der Universität in Los Angeles im Fachjournal „Cell" berichten, erhielten die Versuchstiere je vier Tage lang kaum Kalorien, Eiweiße und Zucker, dafür vor allem ungesättigte Fettsäuren. Dabei sollen die Blutzuckerwerte deutlich gefallen sein.

Ein richtig durchgeführtes therapeutisches Fasten in der Klinik stellt eine wirksame, nebenwirkungsarme Therapie zur Behandlung von Diabetes dar. Oft bessern sich das Befinden und die Befunde in wenigen Wochen oder sogar Tagen.

Zu Beginn der Fastenkur wird abgeführt, anschließend nehmen Sie keine feste Nahrung zu sich, sondern trinken nur Wasser, Tees und Gemüsesäfte. Der Körper verbraucht nun die Kohlenhydrate, die nur in geringem Umfang gespeichert sind. Je nach Ausmaß der körperlichen Aktivität sind die Kohlenhydratspeicher etwa nach einem Tag leer. Danach stellt der Körper von der Kohlenhydratverbrennung auf die Fettverbrennung um – daher können Sie mehrere Tage oder auch Wochen fasten.

Wenn Sie Medikamente nehmen, müssen Sie beachten, dass in den ersten Fastentagen sowohl der Blutzucker als auch der Blutdruck sehr rasch abfällt. Deshalb müssen Medikamente reduziert oder – wenn möglich – ganz weggelassen werden.

Während Sie fasten, müssen Sie sich bewegen. Zu einer speziell angepassten Bewegungstherapie gehört sowohl moderates Ausdauertraining als auch – zur Förderung der Fettverbrennung – ein qualifiziertes Muskeltraining. So kann eine durch den Stoffwechselabbau im Fasten bedingte Rückbildung der Muskulatur vermieden werden.

Das therapeutische Fasten oder Heilfasten nach Buchinger sollten Sie nur nach vorhergehender Absprache mit Ihrem Arzt

!

Diabetespatienten sollten nie fasten, ohne dies vorher mit ihrem Arzt besprochen zu haben.

durchführen. Gehen Sie dazu am besten in eine Rehaklinik. Dort fasten Sie unter professioneller Anleitung und zusammen mit anderen, was es einfacher macht, durchzuhalten.

Abnehmen mit Intervallfasten

Das „Intervallfasten" oder auch „intermittierendes Fasten" wird nicht nur bei Diabetes empfohlen. Es bedeutet: 16 Stunden lang essen Sie nichts, in den verbleibenden acht Stunden nehmen Sie zwei Mahlzeiten zu sich. Auf diese Weise kommt der Darm zur Ruhe und in den 16 Stunden ohne zu essen baut der Körper Fett ab und Sie nehmen ab.

Erste Studien zeigten, dass das Intervallfasten tatsächlich bei der Gewichtsreduktion hilft, aber nicht nur das: es soll den Alterungsprozess vermindern und so das Leben verlängern! Wenn Sie sehr viel abnehmen müssen, ist das Intervallfasten auch als Dauerkostform zu empfehlen.

Das sogenannte Dinner-Cancelling kann ebenfalls zum Intervallfasten gezählt werden. Dabei lassen Sie an zwei bis drei Tagen in der Woche das Abendessen weg und trinken stattdessen nur Wasser, Tee oder andere kalorienfreie Getränke. Auf diese Weise entsteht bis zum Frühstück eine Essenspause von mindestens 14 Stunden. Dieses „Abendfasten" soll den Insulinspiegel entlasten, das Abnehmen fördern und für besseren Schlaf sorgen.

Im Vergleich zu den üblichen kalorienreduzierten Diätkonzepten scheint die Akzeptanz beim Intervallfasten höher zu sein. Es scheint leichter zu fallen, zwei Tage pro Woche oder phasenweise auf Essen zu verzichten und sonst normal zu essen, als ständig Kalorien zu zählen und sich andauernd eingeschränkt zu fühlen. Diejenigen, die das intermittierende Fasten durchführten, berichten, dass sie sich an kleinere Portionen gewöhnt hatten und wieder mehr Kontrolle über das Essen bekamen. Das Hungergefühl wird neu empfunden, man lernt wieder mehr auf den eigenen Körper zu hören. Damit wird erreicht,

!

Grundsätzlich gilt: Sie nehmen ab, wenn Sie Ihrem Körper weniger Energie zuführen, als er verbraucht.

dass eine nachhaltige Veränderung des Essverhaltens gefördert wird.

Leider liefern die meisten Konzepte zum Intervallfasten keine oder nur vage Empfehlungen zur Lebensmittelauswahl. Das finden die Abnehmwilligen zwar positiv, jedoch wäre es wünschenswert, mehr Wert auf die Qualität des Essens zu legen. In den unkontrollierten Essensphasen können so die gesundheitsfördernden Effekte wieder zunichte gemacht werden.

Wenn Sie jedoch Intervallfasten praktizieren und in den Essensphasen vollwertig und pflanzenbetont essen, dient dies Ihrer Gesundheit und unterstützt zusätzlich den Gewichtsverlust.

Mit Hilfe von Tierversuchen wurde gezeigt, dass Intervallfasten die Insulinsensitivität der Zellen verbessert und so vor Typ-2-Diabetes schützt oder diesen sogar heilen kann. Zusätzlich wird Herz-Kreislauf-Erkrankungen vorgebeugt, Gehirnfunktionen wurden verbessert und altersbedingte neurologische Erkrankungen hinausgezögert. Auch hinsichtlich der Krebsprävention gibt es Hinweise auf eine schützende Wirkung.

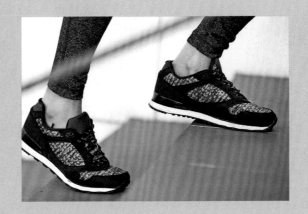

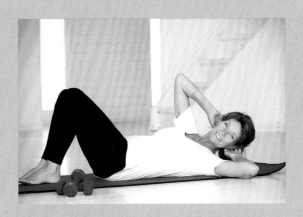

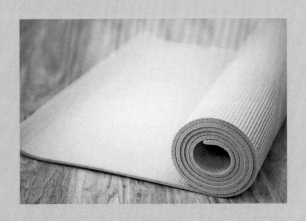

BEWEGUNG IST DAS ZAUBERMITTEL

Wir sind träge geworden. Das haben wir unter anderem dem technischen Fortschritt zu verdanken, denn in unserem Leben gibt es kaum die Notwendigkeit, sich körperlich anzustrengen. Das mag bequem sein, doch unser Körper ist dafür gemacht, sich zu bewegen – fehlt ihm das, hat das fatale Folgen für die Gesundheit. Die gute Nachricht ist: Sobald Sie anfangen, sich regelmäßig zu bewegen, können Sie Ihren Gesundheitszustand deutlich verbessern. Egal, wie lange Sie gemütlich auf dem Sofa lagen.

Warum Bewegung wichtig ist

Unser Körper ist für Bewegung ausgestattet, nicht für Bewegungslosigkeit. Doch statt aktiv zu sein, lassen wir uns von Bahn, Auto und Rolltreppen transportieren, sitzen stundenlang am Schreibtisch und verbringen auch unsere Freizeit vor dem Computer oder auf der Couch vor dem Fernseher. Dabei bleibt der Körper auf der Strecke. Übergewicht, Probleme mit dem Blutdruck, schlechte Cholesterinwerte, Arterienverkalkung, Nervenschäden, Gelenkprobleme und eben Diabetes sind die Folgen.

Aber Sie können dem entgegensteuern. All diese Folgen unserer Trägheit können Sie mit Bewegung und gesunder Ernährung in den Griff bekommen. Auch Ihren Diabetes. Dabei spielt es keine Rolle, wie alt Sie sind oder wie lange Sie inaktiv waren. Sobald Sie wieder in Bewegung kommen, wird der Stoffwechsel angeregt, Ihr Körper verbraucht mehr Energie, Fett wird durch Muskelmasse ersetzt – all dies wirkt dem Metabolischen Syndrom und Diabetes entgegen.

Bessere Insulinwirkung durch Bewegung

Wenn Sie sich kaum bewegen und auch noch übergewichtig sind, haben Sie weniger funktionstüchtige sogenannte Glukosetransporter. Je weniger davon vorhanden sind, desto schlechter kann das Insulin den Zucker aus dem Blut in die Muskulatur schleusen und umso mehr Insulin benötigen Sie. Schließlich ist die Bauchspeicheldrüse erschöpft und es wird immer weniger und langsamer Insulin produziert, bis hin zum Diabetes Typ 2.

Durch Bewegung werden Muskeln aufgebaut und Glukosetransporter aktiviert – der Körper reagiert wieder empfindlicher auf Insulin und der Blutzucker wird wieder besser reguliert. Erstaunlicherweise erholt sich sogar die Bauchspeicheldrüse! Dabei ist die körperliche Fitness wichtiger als die optimale Figur.

Der Vorteil von regelmäßiger Bewegung beschränkt sich nicht auf den Kreislauf oder den Blutzuckerspiegel. Das Gehirn wird ebenfalls besser durchblutet und mit Traubenzucker versorgt, die Gedächtnisleistung wird verbessert. Sie haben mehr Energie, sind weniger stressempfindlich, sind fitter und auch der Schlaf wird besser. Ihr Körper bekommt mehr Sauerstoff, der die Produktion von Glückshormonen ankurbelt.

Nur im Doppelpack: Bewegung und Ernährung

Bewegung allein genügt jedoch nicht. Damit sich all diese positiven Wirkungen entfalten können, muss Sport mit der richtigen Ernährung kombiniert werden.

In mehreren großen qualitativ hochwertigen Studien konnte gezeigt werden, dass sportlich Aktive, die zusätzlich an einer Ernährungsumstellung teilnahmen, sehr viel seltener eine Diabeteserkrankung entwickelten. Sind Sie erblich vorbelastet oder befinden Sie sich im Anfangsstadium der Krankheit, können Sie mit ausreichend Bewegung und der richtigen Ernährung die Krankheit verhindern bzw. verhindern, dass Sie Medikamente nehmen müssen. Wenn Sie bereits Medikamente nehmen oder Insulin spritzen, wird durch regelmäßige Bewegung der Glukosespiegel besser reguliert, Sie können die Dosis mit der Zeit senken, benötigen weniger Medikamente.

Mit regelmäßiger Bewegung und der richtigen Ernährung können Sie also viel bewirken – Sie müssen nur damit anfangen und konsequent dabei bleiben.

Richtig eingestellt

Bevor Sie starten, beraten Sie sich mit Ihrem Arzt. Je nach Situation sollten Sie bestimmte Dinge beachten. Bei starkem Übergewicht sind gelenkschonende Bewegungsformen angebracht und auch wenn Sie lange Zeit keinen Sport gemacht haben, sollten Sie es langsam angehen.

! Sport wirkt der Insulinresistenz entgegen, die erhöhten Blutzuckerwerte sinken. Auch der HbA1c-Wert lässt sich durch Sport nachweislich senken.

! Nur Sport zu treiben und ungesund zu essen ist ebenso wenig effektiv wie eine diabetesgerechte Ernährung ohne Bewegung.

!

Was „vorsorglich" bei Sport zu tun ist, erfahren Sie in den Diabetesschulungen.

Spritzen Sie Insulin oder nehmen Sie Tabletten mit Unterzuckerungsrisiko ein, müssen Sie aufpassen, dass Sie beim Sport nicht in eine Unterzuckerung geraten. Bei Sport verbraucht der Körper mehr Glukose. Normalerweise stoppt der Körper sofort die Insulinausschüttung und stellt Traubenzucker aus der Leber sowie Fettsäuren aus den Fettdepots für den Stoffwechsel zur Verfügung. Zusätzlich werden aktivierende Hormone freigesetzt. Wenn Sie weder Insulin spritzen oder entsprechende Medikamente nehmen, ist das kein Problem. Ansonsten starten Sie am besten mit leicht erhöhten Werten und achten vor und während des Trainings auf Ihren Insulinspiegel bzw. auf Symptome der Unterzuckerung, also Schwitzen, Herzjagen, Zittern, Heißhunger. Das gilt übrigens nicht nur für anstrengende Sportarten wie Fußballspielen oder Krafttraining, sondern auch für entspannte Radtouren oder wenn Sie wandern gehen.

Liegen die Werte vor der Aktivität unter 100 mg/dl (5,6 mmol/l) oder geraten Sie in eine Unterzuckerung, nehmen Sie ein paar schnell wirkende Kohlenhydrate in Form von Traubenzucker zu sich, um den Zuckerspiegel zu erhöhen. Dazu eine kleine Menge langsamer wirkende Kohlenhydrate – etwa eine Scheibe Brot oder einen Müsliriegel. Das hilft, Unterzucker zu vermeiden bzw. wirkt ihm entgegen.

In Bewegung kommen

Um in Bewegung zu kommen, müssen Sie nicht gleich für Olympia trainieren. Beginnen Sie im Alltag: Nehmen Sie die Treppe statt den Lift oder die Rolltreppe, setzen Sie sich aufs Fahrrad statt ins Auto, um zum Einkaufen oder zur Arbeit zu fahren. Legen Sie möglichst viele Wege zu Fuß zurück. All dies mögen Kleinigkeiten sein, aber sie bringen den Stoffwechsel über den Tag verteilt immer wieder in Schwung, und das summiert sich.

10.000 Schritte am Tag

Eine gute Motivation für mehr Bewegung im Alltag ist, die Schritte zu zählen. Je nachdem welchen Beruf Sie ausüben, bewegen Sie sich automatisch mehr oder weniger. Im Durchschnitt legen wir täglich im Büro etwa 1.500 Schritte zurück, im Sekretariat etwa 3.000 Schritte, im Verkauf etwa 5.000 Schritte und beim Kellnern oder als Briefträger 12.000 bis 18.000 Schritte.

Wenn Sie zu denen gehören, die den größten Teil des Tages sitzend verbringen, können Sie sich gezielt steigern. Das Ziel sind 10.000 Schritte pro Tag. Auch hier setzt man sich kleine Ziele: Wenn Sie statt normalerweise 1.500 Schritte regelmäßig 3.000 bis 5.000 Schritte gehen, ist das ein erster Erfolg. Das gilt schon als mäßige Bewegungsaktivität und hilft bei der Diabetesprophylaxe, aber auch bei der Begleitung der Behandlung. Mehr ist natürlich besser!

Um den Ehrgeiz anzuspornen gibt es spezielle Schrittzähler, die nicht teuer sind. Sie werden am Gürtel befestigt oder einfach in die Tasche gesteckt. Vor dem ersten Einsatz stellen Sie das Gerät auf Ihre Schrittlänge ein, dann kann es losgehen. Der Schrittzähler zählt jeden Schritt mit Hilfe eines Sensors, Sie können jederzeit sehen, wie viele Schritte Sie bereits gegangen sind – und wie viele Ihnen zu Ihrem jeweiligen Tagesziel noch fehlen.

Wie sinnvoll die kleinen Messinstrumente sind, zeigt, dass diejenigen, die ihn tragen, bewusst mehr Dinge zu Fuß erledigen oder abends nochmal rausgehen, wenn sie sehen, dass sie untertags zu wenige Schritte gegangen sind.

Professor Dr. med. Peter Schwarz von der Universität Dresden motiviert auf eine ganz besondere Art, täglich 10.000 Schritte zu erreichen: Er schafft einen finanziellen Anreiz. Mit seinem Team und gemeinsam mit dem TUMAINI-Institut hat er das Programm „Ankersteps" für Smartphones entwickelt. Das funktioniert so: Jeder, der angemeldet ist, wettet darauf, täglich 10.000 Schritte zu gehen. Diese Anzahl an Schritten ist das notwendige Maß an Bewegung, um Diabetes und andere chronische Erkrankungen zu verhindern. Man setzt dazu einen kleinen Geldbetrag, mindestens einen Euro pro Tag, ein. Die Höhe bestimmt man selbst. Schafft man die Schritte, behält man seinen Einsatz – und erhält obendrein zusätzlich anteilig Geld von denen, die unter ihrem Ziel geblieben sind. Erreicht man die 10.000 Schritte nicht, geht der verlorene Wetteinsatz an andere Teilnehmer, die an diesem Tag die 10.000 Schritte erfolgreich geschafft haben. Dieses Programm fürs Smartphone kostet nichts, ist seit 2016 erhältlich und wurde laut Professor Schwarz bis zum August 2017 rund 12.000 Mal heruntergeladen. Wenn Sie mitmachen wollen: www.ankersteps.com.

Welche Sportarten sind geeignet?

Vor allem, wenn Sie länger keinen Sport mehr getrieben haben, beginnen Sie am besten mit Ausdauertraining.

Schwimmen ist ein ausgezeichneter Ausdauersport. Im Schwimmbad können Sie die Bahnen zählen und versuchen, sich zu steigern und das nächste oder übernächste Mal noch eine Bahn mehr zu schwimmen. Fahrradfahren ist ebenfalls sehr gut geeignet. Es fördert den Kreislauf und regt den Stoffwechsel an. Besser als eine kraftbetonte Fahrweise ist eine hohe Trittfrequenz, da sie Muskeln, Sehnen und Gelenke weit weniger belastet. Wenn Sie in Gemeinschaft radeln wollen, so bietet der ADFC (www. adfc.de) viele unterschiedliche Möglichkeiten für Einsteiger bis hin zu zahlreichen Touren, für die man unter dem Stichwort „Bett & Bike" radfreundliche Unterkünfte erhält. Auch eine Beratung, die hilft, dass der fahrbare Untersatz richtig eingestellt wird, erhalten Sie bei dem Verein. Zu Elektrofahrrädern finden Sie bei der Stiftung Warentest Testberichte. Diese Fahrräder schützen davor, dass man sich auf dem Hinweg verausgabt und Angst hat, nicht mehr heimzukommen. Sie nehmen Ihnen das Radeln nicht ab, sondern unterstützen Sie bei Bedarf – Ihre Leistung können Sie auch damit steigern.

Lange Spaziergänge, bei denen Sie ein flottes Tempo vorlegen, bringen Ihren Stoffwechsel in Schwung. Das Praktische daran ist, dass Sie dafür nur Ihre Beine und ordentliche Schuhe brauchen, schon können Sie jederzeit loslaufen. Beim Nordic Walking werden Arme und Oberkörper mittrainiert, es ist sehr gelenkschonend und für Übergewichtige ideal. Wenn Sie schon etwas fitter sind und keine Gelenkprobleme haben, können Sie auch joggen.

Sie tanzen gerne? Wunderbar! Viele Sportvereine, Volkshochschulen, Fitnesscenter etc. bieten Kurse und Veranstaltungen an, die Sie mit und ohne Partner besuchen können.

Auch Qigong und Tai Chi sind ideale tägliche Bewegungsübungen. Die Kosten für die Kurse dazu übernehmen einige Krankenkassen, wenn sie von qualifizierten Kursleitern durchgeführt werden – nachfragen lohnt sich in der Regel.

Das Ausdauertraining ergänzen Sie am besten mit Krafttraining, um die Muskeln zu stärken. Sie sollen aber keine Gewichte stemmen, sondern funktionellem Training mit dem eigenen Körpergewicht, das die Ganzkörperfitness steigert, den Vorzug geben. Dabei können Geräte eingesetzt werden, aber auch Bänder etc. Eine solche Art Training wird mittlerweile vielerorts angebo-

> **!**
>
> Damit Sie durchhalten, ist es wichtig eine Sportart zu finden, die Ihnen Spaß macht. Verabredungen mit Gleichgesinnten können helfen, damit man dabei bleibt, zum Beispiel ein Walkingtreff.

Günstige Sportarten für Diabetiker
- Strammes Spazierengehen
- Walking
- Nordic Walking
- Joggen
- Radfahren
- Schwimmen
- Skilanglauf
- Wandern
- Tanzen
- Wassergymnastik
- Funktionelles Muskeltraining mit dem eigenen Körpergewicht

ten, manche Fitnessstudios gewährleisten eine sporttherapeutische und sportmedizinische Betreuung. Fragen Sie Ihren Arzt oder bei Ihrer Krankenkasse nach Angeboten.

Bewegung auf Rezept

Professor Dr. med. Martin Halle, Ordinarius für Präventive und Rehabilitative Sportmedizin an der Medizinischen Fakultät der TUM, empfiehlt, körperliches Training von einem Arzt wie ein Medikament verordnen zu lassen und auch entsprechend den Fähigkeiten des Patienten zu dosieren. Für den Patienten sollte ein Trainingsprogramm entwickelt werden, wobei der behandelnde Facharzt, ein Sportmediziner oder Sporttherapeut und ein Sportwissenschaftler, die das Programm mit dem Patienten umsetzen, miteinander kooperieren. Bewegung muss genauso selbstverständlich zur Therapie gehören wie die Einnahme von Tabletten. Eine „unterstützende Sporttherapie sollte in der Medizin der Zukunft einen größeren Stellenwert einnehmen, als dies bisher erkannt oder gar umgesetzt wird", so Professor Halle.

Kontrolle ist wichtig

Wie oben bereits gesagt, müssen Diabetiker vor dem Training den Glukosespiegel messen und ihn während des Trainings kontrollieren, um nicht in Unterzuckerung zu geraten.

Eine weitere Kontrolle gilt dem Puls. Messen Sie ihn nach etwa 20 Minuten, um zu prüfen, ob Sie im richtigen Belastungsbereich trainieren. Zählen Sie Ihren Puls entweder an der Halsschlagader oder am Handgelenk neben dem Daumenballen. Ideal ist ein Wert unter 180 Schlägen minus Lebensalter/Minute. Wenn Sie genug Luft haben, um sich während der Bewegung unterhalten zu können, und nur leicht schwitzen, sind Sie normalerweise automatisch im richtigen Belastungsbereich. Es ist auch der Bereich, in dem Ihr Körper die Fettreserven angeht und verbraucht. In den ersten Minuten wird Traubenzucker aus den Glykogen-

!

Die Leitlinie der Deutschen Diabetes-Gesellschaft schreibt Therapiemaßnahmen wie Schulung, Ernährung und Bewegung in jeder Phase der Erkrankung eine überragende Bedeutung zu.

!

Tragen Sie beim Sport immer Ihren Diabetesausweis mit sich und informieren Sie Ihre Mitstreiter über Ihre Krankheit.

reserven geholt, anschließend geht es an die Fettreserven. Dies ist bereits nach 15 Minuten Training der Fall.

Wie oft sollte man trainieren?

Die tägliche Bewegung im Alltag ist die Grundlage. Darüber hinaus sollten Sie dreimal wöchentlich 30 bis 45 Minuten für Ihr Bewegungsprogramm einplanen. Wenn Sie bislang nicht sportlich aktiv waren, beginnen Sie am besten mit 10 Minuten täglich und steigern sich wöchentlich, bis Sie an drei bis vier Tagen 30 Minuten aktiv sind. Sie sollten an mindestens drei Tagen, besser noch an fünf Tagen der Woche körperlich aktiv sein. Zwischen den Trainingseinheiten sollte Sie nicht länger als zwei Tage pausieren, denn der positive Effekt, den das Training auf den Glukosestoffwechsels hat, hält maximal 48 Stunden an.

Krafttraining empfiehlt die Deutsche Diabetes-Gesellschaft an mindestens drei Tagen der Woche unter Einbeziehung aller großen Muskelgruppen. Ideal sind Übungen, die unter Einsatz des eigenen Körpergewichts mit elastischen Bändern, Geräten oder geringen Gewichten durchgeführt werden. Auch hier sollten Sie nicht länger als zwei Tage pausieren.

Beim Durchhalten hilft es, sich feste Termine zu setzen oder sich zum Sport zu verabreden. Tragen Sie diese Termine in Ihrem Kalender ein und nehmen Sie sie wichtig. Überfordern Sie sich aber nicht, das löst nur Stress aus und der ist weder fürs Abnehmen noch für den Diabetes gut.

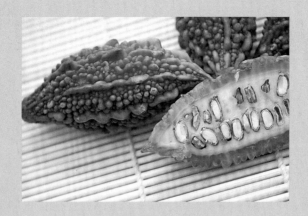

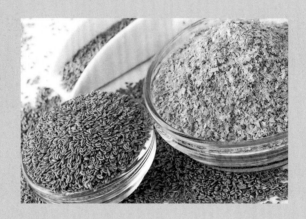

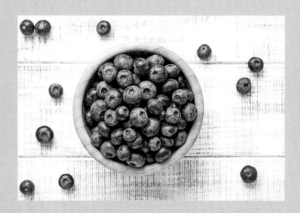

HEILPFLANZEN BEI DIABETES EINSETZEN

Die im Folgenden vorgestellten Pflanzen bzw. Heilkräuter unterstützen Sie bei der Diabetestherapie. Sie wirken entweder auf bestimmte Substanzen im Körper oder rein physikalisch, wie zum Beispiel Flohsamenschalen, die durch Wasseraufnahme und Quellung im Darm wirken. Insbesondere zu Beginn einer Diabeteserkrankung können Sie mit diesen Pflanzen bzw. Präparaten den Verlauf der Krankheit positiv beeinflussen – natürlich zusammen mit Bewegung und der richtigen Ernährung.

Bittermelone

!

Die hier vorgestellten Heilpflanzen haben keine bzw. kaum zu bemerkende Nebenwirkungen.

Die Bittermelone (Momordicae charantiae fructus) wirkt antidiabetisch, antioxidativ und somit gegen freie Radikale. Ihre Wirksamkeit ist durch Forschung belegt: So konnte bei 21 von 41 Patienten gezeigt werden, dass sich der Nüchternblutzucker um bis zu 25 Prozent und der HbA1c-Wert um 0,5 Prozent reduzierte, wenn die Versuchsteilnehmer sechs Monate lang zweimal täglich 500 Milligramm Bittermelonenextrakt einnahmen. In einer weiteren Studie wurde gezeigt, dass Bittermelone den Blutzuckerspiegel und den HbA1c-Wert von nicht insulinpflichtigen Patienten senken kann. Entsprechend der vielen positiven Wirkungen an verschiedenen Stellen im Körper wird die Bittermelone in der Naturheilkunde als diätetische Begleitmaßnahme bei Diabetes Typ 2 empfohlen.

Nicht verwenden sollten Sie Bittermelone während eines Schwangerschaftsdiabetes und in der Stillzeit. Grundsätzlich sollte die Einnahme ärztlich überwacht werden, da möglicherweise Antidiabetes-Präparate oder Insulin entsprechend angepasst werden müssen.

Beim Präparat Salus Momordica handelt es sich um ein Kombinationspräparat; es enthält 2.500 Milligramm Bittermelonenfruchtpulver je Tagesdosis sowie Zimt, Vitamin B_{12}, Chrom, Jod, Selen und Zink. Von den Tabletten nimmt man zweimal täglich zwei Stück mit ausreichend Flüssigkeit ein. Zur Ergänzung gibt es auch Salus Momordica Tee in zwei Geschmacksrichtungen – pur oder mit Zimt. Die Produkte sind im Reformhaus oder in der Apotheke erhältlich.

Hintonia-Rinde

Die Hintonia-Rinde (Hintoniae latiflorae cortex) heißt auch „Mexikanische Fieber- oder Bitterrinde". In Mittelamerika, aber auch in Europa, wird aus ihr ein Tee zur Behandlung von Diabetes Typ 2 und Prädiabetes hergestellt. Die Rinde dient auch als Rohstoff zur Herstellung des diätetischen Lebensmittels Sucontral D. Ihre Inhaltsstoffe wirken bewiesenermaßen blutzuckersenkend; sie helfen bei leichtem bis mittelschwerem Diabetes Typ 2 und sind gut verträglich. Man kann sie deshalb als diätetische Begleittherapie bei beginnendem und leichtem Diabetes Typ 2 gut verwenden, vorausgesetzt, man nimmt sie regelmäßig zu sich.

Die Wirksamkeit der Hintonia-Rinde ist durch mehrere Studien belegt. In der einen wurde die Hintonia-Rinde in Kapselform bei 41 diätetisch ungenügend eingestellten Patienten mit Typ-2-Diabetes untersucht. Man beobachtete die Auswirkungen auf den Blutzuckerwert über einen Zeitraum von sechs Monaten und stellte fest, dass der Traubenzuckerwert vor und gleich nach dem Essen sowie der HbA1c-Wert im Laufe der Zeit deutlich zurückgingen. Zusätzliche Vorteile ergaben sich in einer leichten Verringerung der Cholesterin- und Triglyceridwerte. Irgendwelche nachteiligen Wirkungen wurden nicht beobachtet und die Verträglichkeit war ausgezeichnet.

Im Rahmen einer weiteren Studie mit 178 Versuchsteilnehmern – ebenfalls mit einem Trockenkonzentrat aus der Rinde von Hintonia latiflora in Kapselform – wurden die Effekte auf den Blutzuckerhaushalt (HbA1c, Nüchternzucker und Zucker nach dem Essen) sowie auf die Entwicklung diabetischer Folgeerscheinungen wie Schwitzen, Verdauungsprobleme, Jucken, Nervenschädigungen, Pelzigkeit, Schwellungsgefühl und Kälte- oder Wärmeempfindungen untersucht. Auch Blutdruck, Leberwerte und Blutfette wurden erfasst. Die Versuchsteilnehmer konnten neben einer Diät auch mit oralen Antidiabetika und/oder Insulin behandelt werden. Diese Studie ergab ebenfalls, dass Hintonia latiflora den Blutzucker und den HbA1c-Wert erheblich senkt. Auch die diabetischen Begleitsymptome wurden deutlich geringer. Zusätzlich verbesserten sich der Blutdruck, die Blutfette und die Leberwerte. Bei mehr als der Hälfte der Versuchsteilnehmer mit antidiabetischer Medikation konnte das Mittel reduziert oder sogar vollständig abgesetzt werden.

!

Trinkt man den Tee regelmäßig, erleichtert er die Einstellung des korrekten Blutzuckerspiegels.

Eine Langzeitstudie mit dem Extrakt aus Hintonia-Rinde über 33 Monate an 30 Patienten mit leichtem bis mittelschwerem, diätetisch nicht einstellbarem Diabetes Typ 2 ergab: Nach einem Monat sanken die Werte für den Nüchterntraubenzuckerwert und der Wert nach dem Essen deutlich. Nach drei Monaten war zudem der HbA1c-Wert verringert. Nach einem Jahr waren alle Werte der Blutzuckerkontrolle deutlich gesunken: der Nüchternblutzucker um 20,6 Prozent, der Blutzuckerwert nach dem Essen um 19 Prozent und der mittlere HbA1c-Wert um 10,3 Prozent. Nebenwirkungen gab es keine, die Leberfunktion und andere relevante Blutwerte blieben unbeeinflusst.

Den Tee erhalten Sie lose in der Apotheke (PZN 03824150). Übergießen Sie 1 Esslöffel Hintonia mit 1 Liter sprudelnd kochendem Wasser und lassen Sie den Tee 5 Minuten ziehen. Trinken Sie täglich 1 Liter Hintonia Tee über den Tag verteilt, vor allem nach den Mahlzeiten.

Anstelle von Tee wird aufgrund der standardisierten Qualität auch das Teekonzentrat empfohlen. Das sind Sucontral D Kapseln (60 St., PZN 00619521) bzw. Lösung (100 ml, PZN 03757755). Zusätzlich enthalten sind die für Diabetiker wichtigen Spurenelemente wie Zink und Chrom. Die Einnahmeempfehlung lautet dreimal täglich eine Kapsel oder dreimal täglich 2 Milliliter Lösung kurz vor dem Essen einzunehmen.

Da keine Erfahrungen bei schwangeren und stillenden Frauen vorliegen, ist dieser Personengruppe von der Anwendung abzuraten. Zudem sollte das Präparat nicht bei Chrom-Allergie, bei einer vorbestehenden Lebererkrankung oder anderen gleichzeitig bestehenden Risikofaktoren für die Leber angewendet werden.

Chinesische Zimtrinde

Die chinesische Zimtrinde (Cinnamomi cassii cortex) wirkt bewiesenermaßen antidiabetisch. Sie verbessert den Traubenzuckerstoffwechsel und senkt den Blutzuckerspiegel ganz allgemein. Üblicherweise ist dafür eine Tagesdosis von 2 bis 4 Gramm Zimtrinde erforderlich, das entspricht 0,05 bis 0,2 Gramm ätherischem Öl.

Man verwendet die Zimtrinde als zerkleinerte Rinde für Teeaufgüsse oder als ätherisches Öl. Auf Zimtpulver und Zimtöl reagieren manche Menschen aufgrund des enthaltenen Zimtaldehyds allergisch. In diesem Fall ist es sinnvoll, nur die Zimtrinde zu verwenden. Dieser Auszug wird als Tablette, Kapsel oder Dragees zum Kauen angeboten.

Nicht anwenden sollte man die Zimtrinde bei einer Überempfindlichkeit gegen Zimt, Tolu- oder Perubalsam, während der Schwangerschaft und wenn man Fieber hat, von dem man die Ursache nicht kennt. Wechselwirkungen mit anderen Wirkstoffen sind keine bekannt.

„Diabetruw Zimtextraktkapseln" enthalten ausschließlich wässrigen Zimtrindenauszug und sind damit nahezu frei von Zimtaldehyd. Ihre Wirksamkeit ist durch mehrere Studien belegt. Sie erhalten das Präparat auch mit Zusätzen von Vitamin C und E, Zink und Chrom. Die übliche Dosierung beträgt dreimal täglich eine Kapsel, die man mit ausreichend Flüssigkeit schluckt.

Tatsächlich konnte bewiesen werden, dass dieser Zimtextrakt antidiabetisch wirken kann. Man beobachtete eine Abnahme des Nüchternblutzuckers und des HbA1c-Wertes. Daher ist es durchaus sinnvoll, Zimtpulver zur Unterstützung von Patienten mit

Diabetes Typ 2 anzuwenden. Als man im Rahmen einer Studie 60 Typ-2-Diabetiker überprüfte, stellte man fest, dass nach 40 Tagen Einnahme der Blutzuckerspiegel um bis zu 29 Prozent, der Gesamtcholesterinwert um 12 bis 26 Prozent und der Triglyceridwert (Blutfette) um 23 bis 30 Prozent gefallen war.

Neben der Einnahme von den Zimtextraktkapseln sollte eine Gewichtsanpassung und Bewegung nicht vergessen werden. Verfolgen Sie dies konsequent, haben Sie eine gute Chance, dass Ihnen das Spritzen von Insulin erspart bleibt.

Flohsamen und Flohsamenschalen

Indische und andere Flohsamen sind eng miteinander verwandt und ihre Wirkstoffe, die Wirkweise und Anwendungen sind praktisch gleich, nur die Dosierungen sind unterschiedlich. Die Stammpflanze ist das Flohkraut, bzw. der Sand-Wegerich (Plantago psyllium L. = Plantago indica und afra L., arenaria Waldstein und Kitaibel).

Flohsamen sind schon länger als natürliches und effektives Darmregulans bekannt, helfen aber auch bei Diabetes Typ 2. Insbesondere von indischen Flohsamen weiß man, dass sie den Blutzuckeranstieg nach einer Mahlzeit verringern.

Die Schalen haben einen etwa vier- bis zehnfach höheren Quelleffekt als die ganzen Samen. Deshalb reicht bereits eine geringere Menge aus, um die Darmbewegung in Gang zu bringen. Der entstehende Schleim während der Verdauung bindet Gallensäuren, Cholesterin sowie Zucker und wird mit dem Stuhl ausgeschieden. Daraus ergibt sich die blutzuckersenkende Wirkung. Bei insulinpflichtigen Diabetikern ist es sogar möglich, dass sie die Insulindosis reduzieren können oder sogar müssen.

Da die Flohsamenschalen viel Flüssigkeit aufnehmen, ist es wichtig, dass Sie gleichzeitig mit der Einnahme viel trinken:

300 Milliliter Wasser auf 5 Gramm Arzneipflanze. Flohsamen-
schleim kann die Aufnahme von Medikamenten verhindern, daher sollten Sie Flohsamenschalen erst eine halbe bis eine ganze
Stunde nach der Einnahme von Arzneimitteln nehmen. Sie sollten auch nicht im Liegen eingenommen werden

Eine Tagesdosis beträgt 10 bis 20 Gramm Flohsamenschalen.
Diese nimmt man verteilt auf drei Portionen ein, also vor den
Mahlzeiten 1 bis 2 Teelöffel Flohsamen in einer Tasse kaltem

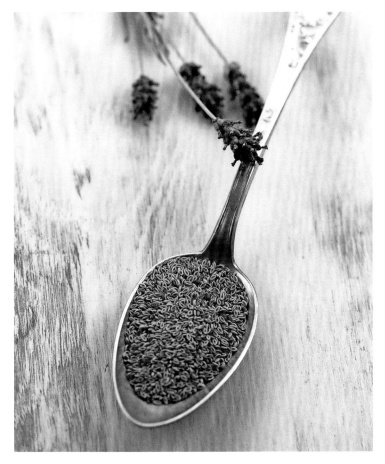

Indische Flohsamen-
schalen verringern
den Blutzucker-
anstieg nach einer
Mahlzeit.

Wasser anrühren, rasch trinken, zwei Tassen Wasser nachtrinken. Das Flüssigkeitsverhältnis sollte 1:60 betragen. Nehmen Sie Flohsamenschalen nicht mit Milch ein, da sie ungenügend in die Schleimstoffe eingelagert wird und deshalb zu einer geringeren Quellung führt.

Granulate und Pulver haben gegenüber Tabletten oder Kapseln den Vorteil, dass Sie keine große Anzahl bzw. Menge einnehmen müssen, um eine wirksame Dosis zu erreichen. Verwenden Sie am besten kein aromatisiertes oder gezuckertes Pulver, sondern eins ohne diese Zutaten, das Sie in unterschiedliche Getränke einrühren können, was Abwechslung bietet.

Im Unterschied zu anderen Ballaststoffen wie Weizen- oder Haferkleie werden die Schleimstoffe der Flohsamen bzw. -schalen nur wenig abgebaut und können deshalb Wasser einlagern und quellen, ohne Blähungen zu verursachen – zumindest nachdem sich die darmeigenen Bakterien daran gewöhnt haben. Man bezeichnet ihre Wirkung bei Diabetes als physikalisch antidiabetisch, da sie den Zucker nur binden, ohne ihn chemisch zu verändern. Dagegen werden andere Ballaststoffe wie Weizen- und Haferkleie bei ihrer langen Verweilzeit im Darm durch Bakterien zu kurzkettigen Fettsäuren und Einfachzuckern abgebaut und aufgenommen. Das bedeutet aber auch, dass Energie entsteht, die der Körper als solche verwendet. Damit können also durchaus bis zu 450 Kalorien aufgenommen werden. Flohsamenschalen werden dagegen von den Dickdarmbakterien kaum abgebaut und führen zu keiner unerwünschten Gewichtszunahme.

In mehreren Studien wurde bei Flohsamen-Produkten über Senkungen des Blutzuckerspiegels, des HbA1c-Wertes und des Insulins von ca. 10 bis 20 Prozent berichtet.

Ein empfehlenswertes Produkt sind die indischen Flohsamenschalen der Marke Gesundform in Bioqualität. Sie erhalten sie rezeptfrei in Apotheken in Deutschland (PZN 10854192) oder über das Internet.

!

Flohsamenschalen sind sehr gut für den Dauergebrauch geeignet.

PZN-Nummer

Die PZN-Nummer auf den Medikamentenverpackungen ist eine achtstellige Pharmazentralnummer. Die Informationsstelle für Arzneispezialitäten (IFA) vergibt sie für alle Produkte, die man in der Apotheke kaufen kann. Diese Nummer ermöglicht eine eindeutige Identifikation einer Fertigarzneimittelpackung (Anbieter, Darreichungsform, Stärke, Packungsgröße) und ist eine wichtige Grundlage für die Bestellung und Abrechnung von Medikamenten.

Heidelbeeren

Heidelbeeren (Vaccinium myrtillus) werden auch als Blick- oder Schwarzbeeren bezeichnet. Für medizinische Zwecke setzt man die Heidelbeerfrüchte ein.

Die frischen Beeren können zur Stabilisierung der kleinsten Blutgefäße (Kapillaren) beitragen und schützen vor den gesundheitsschädlichen Wirkungen von Sauerstoff, antioxidativ genannt. Für frische Heidelbeeren gibt es experimentelle Hinweise auf blutzuckersenkende Wirkung. Es scheinen jedoch recht große Mengen erforderlich zu sein, um deutliche Effekte zu erreichen.

Dagegen haben Fertigpräparate mit konzentrierten Extrakten, die auf die sekundären Pflanzenstoffe Anthocyane standardisiert sind, schützende Eigenschaften gegenüber der sogenannten diabetischen Retinopathie, also gegenüber Veränderungen der Netzhaut. Ein empfehlenswertes Produkt ist zum Beispiel Heidelbeer PE 400 mg GPH Kapseln. Davon nehmen Erwachsene dreimal täglich eine Kapsel mit Flüssigkeit ein. Sie erhalten das Präparat in der Apotheke und über das Internet.

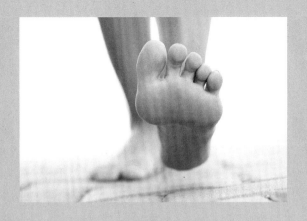

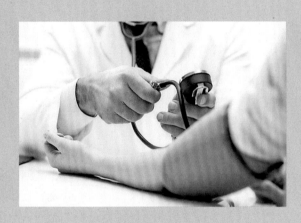

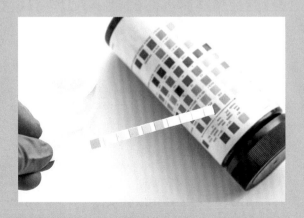

FOLGEERKRANKUNGEN VON DIABETES

Ein jahrelang erhöhter Blutzucker führt fast immer zu Folgeerkrankungen. Nieren, Augen und Nerven können geschädigt werden, es kann zu Wundheilungsstörungen, Depressionen, einem diabetischen Fuß und Potenzstörungen kommen. Sie können einiges dafür tun, um das Risiko von Folgeschäden zu verringern: Sorgen Sie dafür, dass Ihr Blutzucker und Ihr Blutdruck gut eingestellt sind, bewegen Sie sich regelmäßig, ernähren Sie sich gesund, bauen Sie Übergewicht ab und rauchen Sie nicht – pflegen Sie also einen gesunden Lebensstil.

kranken. Leider tragen Diabetiker auch das doppelte Risiko, nach einem Herzinfarkt weitere zu erleiden.

Für Frauen ist Diabetes sogar gefährlicher als für Männer. Ihr Risiko für Herz-Kreislauf-Erkrankungen ist gegenüber gesunden Frauen etwa viermal so hoch. Bei zuckerkranken Männern verdoppelt sich das Risiko.

Ist der Blutzucker über viele Jahre schlecht eingestellt, kann es außerdem zur Nierenschädigung kommen, was den Blutdruck noch weiter ansteigen lässt. Dagegen kann eine sehr gute Blutdruckeinstellung eine Verschlechterung der Nierenfunktion bei diesen Patienten verhindern oder zumindest verzögern.

In einer Langzeitstudie, an der mehr als 1100 Patienten mit Typ-2-Diabetes und Bluthochdruck teilgenommen hatten, senkte eine gute Blutdruckeinstellung das Risiko für diabetische Spätschäden jeglicher Art um fast ein Viertel. Folgeerkrankungen an den Augen und Nieren sanken um 37 Prozent, Schlaganfälle um 44 Prozent.

Falls der Arzt Ihnen Tabletten gegen den hohen Blutdruck verschrieben hat, ist es daher wichtig, diese gewissenhaft einzunehmen. Als Richtwerte für den Blutdruck bei Diabetes gelten folgende Werte: maximal 130 mm Hg systolischer Blutdruck (oberer Wert) und 80 mm Hg diastolischer Blutdruck (unterer Wert).

Achten Sie also darauf, dass nicht nur Ihr Blutzucker, sondern auch Ihr Blutdruck optimal eingestellt ist. Den Rest kennen Sie schon: Ein gesunder Lebensstil, also viel Bewegung und die richtige Ernährung, trägt zur Erhaltung Ihrer Herz- und Gefäßgesundheit bei. Bei Übergewicht kommt Abnehmen dazu und Raucher sollten unbedingt mit dem Rauchen aufhören. Ihre Gesundheit liegt in Ihrer Hand.

!

Ist Ihr Blutdruck gut eingestellt, sind Ihr Herz, Ihre Nieren und Ihre Augen vor Folgeerkrankungen geschützt. Die Richtwerte: unter 130/80 mm Hg.

Diabetische Neuropathie

Die diabetische Neuropathie gehört zu den häufigsten Folgeerkrankungen des Diabetes. Sie kann unbehandelt oder falsch behandelt zu schwerwiegenden Komplikationen wie dem diabetischen Fuß – im schlimmsten Fall zur Amputation – führen. Daher ist es wichtig, dass Sie die ersten Warnsignale frühzeitig erkennen und rechtzeitig mit einer Therapie beginnen!

Bei der Neuropathie sind aufgrund eines zu hohen Blutzuckerspiegels die Nerven geschädigt, sie werden nicht mehr ausreichend mit Blut versorgt, daher funktioniert die Reizübertragung nicht mehr. Betroffen sind die peripheren Nerven in Armen und Beinen sowie das vegetative Nervensystem, das unter anderem die Tätigkeit der Organe steuert.

Werden die peripheren Nerven nicht mehr ausreichend versorgt, kann dies zu Störungen des Schmerz-, Berührungs- oder Temperaturempfindens führen, aber auch zu chronischen Schmerzen, Missempfindungen und Lähmungen. Ist das autonome Nervensystem beeinträchtigt, kann dies Herzrhythmusstörungen zur Folge haben, aber auch eine Blasenschwäche oder Erektionsprobleme begünstigen.

Warnsignale für eine periphere Neuropathie sind:

- brennende, bohrende Schmerzen
- Kribbeln, Ameisenlaufen, Pelzigkeitsgefühl
- Taubheitsgefühl
- verringerte Empfindlichkeit für Temperaturen oder Schmerzen

Sobald Sie solche Anzeichen erkennen, konsultieren Sie Ihren Arzt!

Um solchen diabetesbedingten Erkrankungen vorzubeugen, ist auch hier eine gute Blutzuckereinstellung das A und O. Außerdem Bewegung und eine gesunde Ernährung. Reduzieren Sie

Stress und vermeiden Sie nervenschädigende Einflüsse wie Alkohol und Nikotin.

Wenn bei Ihnen eine diabetische Neuropathie festgestellt wurde, sollten Sie mit Ihrem Arzt über Möglichkeiten und Einschränkungen sprechen, bevor Sie sich für eine Sportart entscheiden. Sie müssen ganz besonders auf Ihre Füße achten. Wichtig ist in jedem Fall das passende Schuhwerk (diabetikergerechte Schuhe oder Einlagen), Sie sollten zudem am besten täglich Ihre Füße untersuchen und pflegen – dazu finden Sie untenstehend viele Tipps.

Der diabetische Fuß

Auslöser für einen diabetischen Fuß ist oft eine Fußverletzung. Sind die Gefäße bereits geschädigt, zum Beispiel aufgrund einer diabetische Neuropathie, ist es möglich, dass Sie die Verletzung gar nicht bemerken. Sie haben zum Beispiel einen Stein im Schuh, den Sie nicht wahrnehmen, und laufen sich blutig. So kann eine eigentlich harmlose Verletzung zu Geschwüren und abgestorbenem Gewebe führen.

Dies können Sie vermeiden, indem Sie beim Arzt regelmäßig, am besten vierteljährlich, mit den anderen Untersuchungen eine Vibrationsmessung an Ihren Beinen und Füßen durchführen lassen. Mit diesem „Stimmgabeltest" kann eine diabetische Nervenschädigung einfach und schmerzfrei nachgewiesen werden. Ein Arzt überprüft dabei, ob Sie die Schwingungen einer Stimmgabel an Ihrem Fuß spüren. Ein weiterer Test ist das Messen des Puls an Beinen und Füßen mittels Abtasten oder Ultraschall. Auch die Nervenleitgeschwindigkeit kann untersucht werden.

Was Sie bei einem diabetischen Fuß tun können

Bei Problemen mit den Füßen haben Sie Anspruch auf eine medizinische Fußpflege – man nennt das „podologische Komplexbehandlung". Ihr Arzt kann Ihnen dazu ein Rezept ausstellen.

> **!**
>
> Schulungspro-
> gramme sind für
> Menschen mit
> diabetischem
> Fußsyndrom
> besonders wichtig.

Wichtig für Sie ist außerdem, dass Ihre Schuhe gut sitzen. Achten Sie auch auf die Nähte an den Socken, damit sie keine Wunden verursachen, die Sie nicht bemerken. Heilt ein Fußgeschwür nicht ab, ist es besser, orthopädische Maßschuhe anfertigen zu lassen. Sollten Sie eine Nervenschädigung oder Durchblutungsstörungen haben, benötigen Sie möglicherweise Diabetesschutzschuhe, die besonders weich sind und ausreichend Platz für eine angepasste Fußbettung bzw. eine Einlage haben. Ganz allgemein sollten Sie beim Schuhkauf folgendes beachten:

- Die Füße müssen ausreichend Platz in Breite, Höhe und Länge haben. Das Obermaterial sollte weich sein, die Sohle flach und wenig biegsam.
- Testen Sie bereits vor dem Anprobieren, ob das Innenfutter Nähte hat, die stören oder drücken könnten.
- Die Füße schwellen gegen Abend an. Kaufen Sie daher Ihre Schuhe am späten Nachmittag.
- Nach dem Kauf tragen Sie Ihre neuen Schuhe erst einmal nur eine halbe Stunde und untersuchen anschließend die Füße gründlich auf Druckstellen.

Wenn bei Ihnen eine Neuropathie festgestellt wurde, sollten Sie am besten täglich Ihre Füße untersuchen und pflegen.

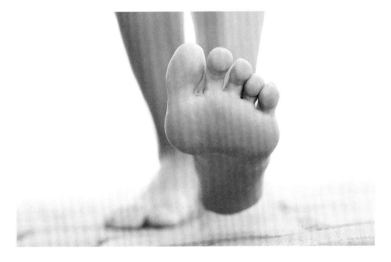

Die richtige Fußpflege

- Fußbäder sollten eine Temperatur von höchstens 37 °C (messen!) haben. Ist das Wasser heißer, entfettet es die Haut, die dadurch trocken und spröde wird.
- Fußnägel in gerader Linie abschneiden, damit sie an den Seiten nicht einwachsen können.
- Nach dem Fußnägelschneiden scharfe Nagelkanten glätten, damit die Nägel die Nachbarzehen nicht verletzen können. Dafür sind spezielle Feilen mit Saphirbelag oder Sandpapier gut geeignet. Damit der Nagel nicht splittert, den Nagel schräg nach unten und nur in eine Richtung feilen.
- Nach dem Füßewaschen die Zehen gründlich abtrocknen und die Zwischenräume dabei nicht vergessen. Bleiben letztere feucht, vermehren sich Bakterien sowie Pilze, die ein feuchtes und warmes Milieu lieben. Am besten auch nur Baumwoll- oder Wollsocken tragen und diese täglich wechseln, um mögliche „Untermieter" zu vertreiben.
- Überschüssige Hornhaut mit Bimsstein oder einer feinkörnigen Feile abtragen – am besten vor einem Bad, wenn die Füße trocken sind. Eventuell diese Stellen dem Podologen bei der regelmäßigen Fußpflege überlassen.
- Leider wird die Haut umso trockener, je älter wir werden. Das kann man an den Füßen deutlich erkennen. Das kann so weit gehen, dass die Haut verhornt und einreißt. Dann müssen Sie die Füße täglich eincremen, am besten mit einer Creme oder Lotion, die Harnstoff enthält. Ungeeignet sind Babyöl, Zinkpasten, fettende Salben oder Puder.
- Vorsichtshalber die Füße jeden Abend nach Rötungen, Druckstellen und Verhärtungen absuchen.
- Adressen für Fußbehandlungseinrichtungen oder qualifizierten Gefäßzentren finden Sie unter ag-fuss-ddg.de oder gefaess-chirurgie.de.

Diabetes und die Zähne

Als Diabetiker sollten Sie besonders auf Ihre Zähne achten, denn bei entzündetem Zahnfleisch kann der Blutzucker nur schlecht eingestellt werden. Lassen Sie also alle halbe Jahre das Gebiss kontrollieren und gehen Sie zweimal jährlich zur professionellen Zahnreinigung.

Tatsächlich stellte man fest, dass eine Parodontitis die Krankheit verschlimmert, denn eine Entzündung des Zahnhalteapparates reduziert die Insulinsensitivität. Die Blutzuckerwerte verschlechtern sich und es ist kaum möglich, sie gut einzustellen. Umgekehrt fördert Diabetes Entzündungen – auch im Mundraum.

Osteoporose

!

Auch verschiedene Diabetes-Medikamente können die Knochengesundheit schwächen.

Diabetiker haben ein erhöhtes Risiko für Osteoporose und dadurch auch für Knochenbrüche. Wenn diese schlecht heilen, können sie zu Bewegungsunfähigkeit, Lungenentzündungen oder Langzeitbehinderung führen. Dem können Sie vorbeugen, denn eine der Ursachen für Osteoporose ist ein Vitamin-D-Mangel.

Im Gegensatz zu anderen Vitaminen können wir Vitamin D in der Haut selbst bilden – dazu ist allerdings das UV-Licht der Sonne erforderlich. Das heißt: Zwischen Ende Oktober und Anfang April können wir es nicht selbst bilden. Und im Sommer gehen viele Menschen nicht genug ins Freie oder sie schirmen das UV-Licht durch Kleidung und Sonnenschutz nahezu vollständig ab. Dies erklärt, warum auch viele gesunde jüngere Menschen unter einem Vitamin-D-Mangel leiden, ohne es überhaupt zu bemerken.

Besonders schlimm ist dieser Mangel jedoch für Menschen mit Diabetes, da bei ihnen der Abbau der Knochenmasse, der jeden Menschen ab dem frühen Erwachsenenalter betrifft, deutlich schneller abläuft als bei Gesunden. Ein ausreichender Vitamin-D-Spiegel kann dem entgegenwirken und so die Gefahr von Osteoporose und Knochenbrüchen senken. Hinzu kommt, dass Vitamin D die Produktion und Abgabe von Insulin in der Bauchspeicheldrüse verbessern und die Wirkung des Hormons an den Muskeln erhöhen kann. Auf diese Weise trägt das Vitamin zusätzlich zur Regulation des Blutzuckerspiegels bei. Außerdem verringert Vitamin D die Anfälligkeit für Infektionskrankheiten, das Sturzrisiko und das Risiko für psychische Störungen wie Angstzustände oder eine Depression.

Die Selbsthilfemaßnahmen sind daher eine regelmäßige Osteoporoseuntersuchung und eine Überprüfung der Vitamin-D-Versorgung. Vitamin-D-Mangel ist bei Diabetes besonders häufig und betrifft besonders ältere Menschen, da die ältere Haut das Vitamin nicht mehr so gut bilden kann wie die junge.

Bei ausreichender Sonnenzufuhr werden für Erwachsene und Kinder 5 Mikrogramm Vitamin D pro Tag zusätzlich zur Sonnenstrahlung für wünschenswert angesehen. Die Obergrenze sind 50 Mikrogramm und sollte nicht überschritten werden. Um eine Unterversorgung mit Vitamin D auszuschließen und Osteoporose vorzubeugen, werden für Erwachsene auch Konzentrationen von 20 bis 25 Mikrogramm pro Tag empfohlen.

Diese Werte erreichen viele zumindest in den Wintermonaten nicht. Während dieser Zeit sollten Sie daher gezielt Vitamin-D-reiche Lebensmittel essen bzw. – wie für Diabetiker empfohlen – sich Vitamin D verschreiben lassen, wenn ein Arzt einen Mangel feststellt. Dafür gibt es hervorragende Präparate, die man gut dosieren kann.

!

Vitamin-D-Mangel befördert Osteoporose. Mit entsprechenden Nahrungsergänzungsmitteln können Sie ihn beheben.

Durchschnittlicher Vitamin-D-Gehalt einiger Vitamin-D-reicher Lebensmittel

100 GRAMM LEBENSMITTEL	VITAMIN D IN MIKROGRAMM
Lebertran	300
geräucherter Aal	90
geräucherte Sprotte	32
Bückling	30
Hering (Atlantik)	27
Aal	20
Lachs	16
schwarzer Heilbutt (Grönland)	15
Lachs in Dosen	12
Austern	8
echter Kaviar	5,9
weißer Heilbutt	5
Makrele	4
Schmelzkäse (45 % Fett i. Tr.)	3,1
Speisemorcheln	3,1
frische Steinpilze	3,1
frische Pfifferlinge	2,1
frische Champignons	1,9
Eigelb	1,7
Gouda (45 % Fett i. Tr.)	1,3

Diabetische Nephropathie

Nephropathie ist der medizinische Überbegriff für verschiedene, nicht entzündliche Erkrankungen der Nieren. Die häufigste Form ist die diabetische Nephropathie. Dabei handelt es sich um eine Schädigung der Nieren, die sich als Folge eines langjährigen Diabetes entwickeln kann: Ist der Blutzucker über viele Jahre hinweg schlecht eingestellt, schädigt das die kleinen Blutgefäße der Nieren. Die Folge sind Ablagerungen und Wandveränderungen in den Gefäßen, die Nierenfunktion nimmt ab. Kommt noch Bluthochdruck dazu, wird es problematisch. Je früher Sie erkennen, dass Ihre Nieren geschädigt sind, desto leichter können Sie weitere Beeinträchtigungen verhindern.

Nierenprobleme verursachen zunächst keine Beschwerden und bleiben daher oft über eine lange Zeit unbemerkt. Daher ist eine regelmäßige Kontrolle der Nierenfunktion wichtig und auch Bestandteil des „Disease Management Programms Diabetes" (siehe Seite 21).

Lassen Sie sich von Ihrem Arzt immer mal wieder zum Nephrologen (Spezialist für Nierenerkrankungen) überweisen. Mindestens einmal im Jahr sollten Sie Ihren Urin testen lassen! Denn eines der ersten Anzeichen für eine Schädigung der Niere sind erhöhte Albuminwerte (ein bestimmtes Eiweiß) im Urin. Dies können Sie selbst für die Gesundheit Ihrer Nieren tun:

- Nierenschutz ist Gefäßschutz, achten Sie daher auf Ihren Blutdruck. Nierengifte wie Schmerzmittel sollten Sie nach Möglichkeit vermeiden. Es gibt auch pflanzliche Produkte, die ebenso gut helfen. Lassen Sie sich bei Bedarf beraten.
- Eine ausreichende Flüssigkeitszufuhr von mindestens 1,5 Litern täglich ist wichtig. Bei Herzproblemen darf es nicht zu viel sein. Sprechen Sie mit Ihrem Arzt über die für Sie richtige Trinkmenge.
- Falls Sie rauchen, ist es jetzt höchste Zeit, damit aufzuhören. Hilfreiche Adressen finden Sie auf Seite 137.

> **!**
> Bei 30 bis 40 Prozent der Diabetiker sind die Nieren geschädigt – bis hin zur Dialysepflicht.

> **!**
> Falls Ihre Nieren nur eingeschränkt funktionieren, dürfen Sie nicht zu viel Eiweiß essen.

Behandelt man Bluthochdruck und erhöhte Blutzuckerwerte rechtzeitig, so verhindert dies das Fortschreiten eines Nierenschadens.

Mindestens einmal im Jahr sollten Sie Ihren Urin testen lassen!

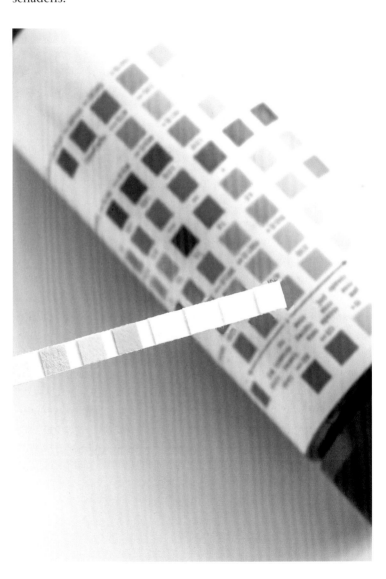

Diabetische Retinopathie

Die diabetische Retinopathie ist eine Erkrankung der Netzhaut des Auges, die Diabetiker betrifft: Der Diabetes schädigt auf Dauer die Blutgefäße der Netzhaut, kann die Gefäßwände verändern und sogar zerstören. Dadurch entsteht ein Sauerstoffmangel und die für das Sehen nötigen Nervenzellen sterben ab. Die diabetische Retinopathie wird in zwei verschiedene Erkrankungsstadien eingeteilt. Das Anfangsstadium ist die nicht-proliferative diabetische Retinopathie. Diese kann nach Jahren in die proliferative diabetische Retinopathie übergehen, bei der eine Erblindung droht.

Die diabetische Retinopathie wird durch dauerhaft erhöhte Blutzuckerspiegel verursacht. Je schlechter der Blutzucker eingestellt ist, desto wahrscheinlicher entwickelt sich eine diabetische Retinopathie. Folglich ist die bestmögliche Blutzuckereinstellung das wichtigste Behandlungsziel.

Allgemein gilt: Je früher die Netzhaut-Erkrankung erkannt wird und je eher die Behandlung einsetzt, umso besser sind die Erfolgsaussichten. Bei Diabetikern ist deswegen eine regelmäßige Kontrolluntersuchung unbedingt ratsam, bei Diabetikern ohne bisher bekannte Retinopathie alle zwölf Monate, bei bestehender Retinopathie häufiger.

Sie können selbst entscheidend zu einem günstigen Verlauf der Erkrankung beitragen: durch ein normales Körpergewicht, Verzicht auf Nikotin- und übermäßigen Alkoholgenuss und Einhalten der Ernährungsempfehlungen. Auch ein Heidelbeerkonzentrat kann helfen, siehe Seite 117.

!

Gut eingestellte Werte, regelmäßige Bewegung, gesunde Ernährung, ein normales Körpergewicht, Verzicht auf Nikotin – dies schützt vor zahlreichen Folgeerkrankungen.

Potenzprobleme

Sexualstörungen sind eine häufige Folge von Diabetes, betroffen sind sowohl Männer als auch Frauen. Frauen mit Diabetes klagen oft über Scheidentrockenheit und Orgasmusstörungen. Außerdem treten Infektionen im Genital- und Harnwegsbereich bei Diabetes häufiger auf. Männer leiden unter Potenzproblemen.

Sexualstörungen können eine große psychische Belastung bedeuten, was den Alltag mit der chronischen Krankheit Diabetes zusätzlich beeinträchtigt. Erektionsprobleme können zudem ein Hinweis auf Gefäßschäden sein. Wer seinen Problemen beim Sex nachgeht, kann damit unter Umständen noch schlimmeren Krankheiten wie einem Herzinfarkt rechtzeitig vorbeugen.

Bei sexuellen Störungen gibt es eine Vielzahl von Behandlungsmöglichkeiten für Männer und Frauen. Auch hier steht wieder eine gute Blutzuckereinstellung im Vordergrund, in Kombination mit gesunder Ernährung und Abnehmen, mehr Bewegung und einem Verzicht auf Zigaretten.

Außerdem sollte der behandelnde Arzt prüfen, ob möglicherweise ein Medikament die Probleme verursacht. Die Umstellung auf ein anderes Präparat kann dann schnell zum Erfolg führen.

Bevor Sie bei Erektionsproblemen mit Tabletten nachhelfen, sollten Sie einen Urologen konsultieren, um auszuschließen, dass es sich um andere Probleme – unabhängig von Diabetes – handelt. Manchmal hilft schon eine bessere Stoffwechseleinstellung. Ansonsten hat man festgestellt, dass die üblichen Medikamente, die bei Potenzproblemen empfohlen werden, auch bei Diabetikern helfen.

An erster Stelle stehen – und hier sind wieder einmal Sie selbst gefragt – eine gute Einstellung des Diabetes, die konsequente Einhaltung der Ernährungsvorschriften, das Anstreben des Normalgewichtes, sportliche Aktivität und die regelmäßige Einnahme der verordneten Medikamente.

Diabetes und die Schilddrüse

Wie hoch oder niedrig der Blutzuckerspiegel ist, bestimmt zu einem großen Teil das Hormon Insulin aus der Bauchspeicheldrüse. Doch auch andere Hormondrüsen können den Blutzucker beeinflussen. Dazu gehört die Schilddrüse. Eine Überproduktion von Schilddrüsenhormonen entsteht am häufigsten durch die sogenannten heißen Knoten. In diesen veränderten Gewebeteilen produziert die Schilddrüse unkontrolliert Hormone. Die Betroffenen nehmen stark ab, schwitzen viel, sind nervös und zittern leicht. Die vermehrt gebildeten Hormone sorgen dafür, dass der Körper unempfindlicher für die Wirkung von Insulin wird. Die Bauchspeicheldrüse schüttet weniger Insulin aus, die Leber produziert mehr Glukose. Deshalb steigen die Blutzuckerspiegel häufig stark an.

Typische Symptome für eine Unterfunktion der Schilddrüse sind Gewichtszunahme, mangelnde Leistungsfähigkeit und Müdigkeit. Häufig leiden die Betroffenen unter Verstopfung und frieren schnell.

Wenn der Arzt die Unterfunktion erkannt hat, verordnet er Schilddrüsenhormone. Die Behandlung beginnt meist mit einer niedrigen Dosis, die dann langsam gesteigert wird. Für Diabetiker besonders wichtig: Während der Einstellungsphase sollten sie besonders häufig den Blutzucker messen und die Werte mit dem Arzt besprechen, denn der Bedarf an Diabetesmedikamenten steigt in der Regel wieder an.

Was können Sie sonst noch tun? Nach Ansicht der Deutschen Gesellschaft für Ernährung sollten nicht nur Jugendliche und Erwachsene täglich 180 bis 200 Mikrogramm Jod aufnehmen, sondern ebenso Menschen mit Diabetes. Allerdings werden durch unverarbeitete Lebensmittel nur rund 80 bis 120 Mikrogramm Jod pro Tag erreicht. Daher empfiehlt der Leiter des Arbeitskreises Jodmangel, Professor Dr. med. Peter Scriba, Diabetikern neben Jodsalz auch Jodtabletten.

Wenn man als Diabetiker ins Krankenhaus muss

Manchmal ist es nicht zu vermeiden, dass man als Diabetiker ins Krankenhaus muss. Damit man korrekt behandelt wird, sollte man sich selbst helfen:

Von den etwa 2.000 Krankenhäusern in Deutschland haben nur 250 Kliniken eine strukturierte Versorgung für Menschen mit Diabetes. Da Patienten mit gut eingestelltem Blutzucker bessere Heilungschancen haben, ist gerade dann eine optimale Einstellung elementar.

Am besten helfen Sie sich selbst und informieren sich bei der Deutschen Diabetes Gesellschaft (Adresse siehe Seite 136) oder der Deutschen Diabetes Hilfe (DE) über die diabetologische Versorgung der jeweiligen Klinik. Das Krankenhaus kann auch für Diabetes zertifiziert sein oder eine Diabetesfachabteilung aufweisen. Die Namen dieser Kliniken sind bei der DDG (deutsche-diabetes-gesellschaft.de) abrufbar. Außerdem hat die DDG ein Zertifikat „Klinik für Diabetespatienten geeignet" erarbeitet, um die Grundversorgung von Patienten mit der Nebendiagnose Diabetes zu verbessern, wenn keine fachdiabetologische Versorgung vorhanden ist.

Außerdem noch wichtig:

- Vor jedem Eingriff mit dem Hausarzt oder Diabetologen sprechen.
- Unbedingt den aktuell gehaltenen Gesundheitspass Diabetes mitnehmen.
- Wenn möglich eine Liste, die den Beginn und Verlauf der Diabeteserkrankung aufzeigt, mitführen oder zumindest damit beginnen.
- Eine Aufstellung aller Medikamente anfertigen und ins Krankenhaus mitnehmen.

- Die eigenen Arzneimittel sowie das Blutzuckermessgerät mit genügend Teststreifen nicht vergessen, und wer Insulin spritzt: seinen Pen!

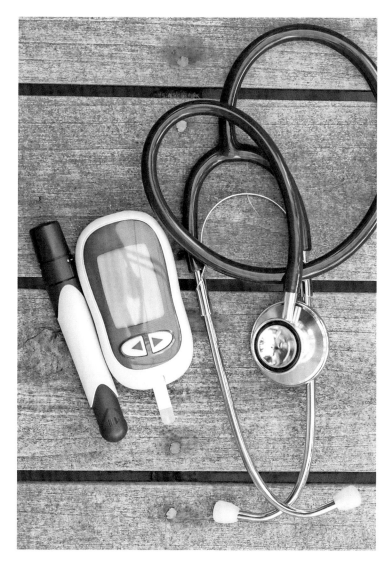

Sollten Sie ins Krankenhaus fahren müssen, nehmen Sie den Gesundheitspass, eine Aufstellung aller Medikamente, die Sie nehmen, die eigenen Arzneimittel, das Blutzuckermessgerät und den Pen mit.

ANHANG

Hilfreiche Adressen

Diabetes Selbsthilfegruppe B. B. E. e. V. im Rhein-Erft-Kreis
Postfach 1501
50105 Bergheim
Tel. 02271 63358
www.diabetes-rhein-erftkreis.de
Leonhard Schmitz gibt „Sweetie – das Zuckermagazin" heraus und hat freundlicherweise dieses Manuskript vor Veröffentlichung auf Fehler durchgesehen. Herzlichen Dank dafür!

Deutscher Diabetiker Bund e. V. (DDB)
Käthe-Niederkirchner-Straße 16
10407 Berlin
Tel. 030 420824980
www.diabetikerbund.de
Der DDB ist die größte Patientenorganisation für Diabetiker und ein kompetenter Ansprechpartner.

Deutsche Diabetes-Gesellschaft (DDG)
DiabetesDE – Deutsche Diabetes-Hilfe
Albrechtstraße 9
10117 Berlin
Tel. 030 2016770
www.diabetesde.org

Die Organisationen wollen die Anliegen der rund sieben Millionen Diabetiker in Politik und Öffentlichkeit vertreten. Man will die Vorbeugung und Versorgung der Betroffenen verbessern und die Forschung fördern.

Deutsche Diabetes-Stiftung (DDS)
Gaißacher Straße 18
81371 München
Tel. 089 5795790
www.diabetesstiftung.de
Gemeinnützige Stiftung zur Bekämpfung der Zuckerkrankheit. Hauptziel ist die Aufklärung der Bevölkerung über die Entstehung und die Risiken des Diabetes. Dort erhalten Sie den GesundheitsCheck Diabetes FINDRISK. Dazu gehört die Stiftung „Der herzkranke Diabetiker":
www.der-herzkranke-diabetiker.de

Deutsche Diabetes Föderation e. V. (DDF)
Allee der Kosmonauten 69
12681 Berlin
Tel. 030 12088170
www.ddf.de.com

Diabetikerbund Bayern e. V.
Gut Maiach
Innstraße 47
90451 Nürnberg
Tel. 0911 227715
www.diabetikerbund-bayern.de

Bund diabetischer Kinder und
Jugendlicher e. V.

Mein BdKJ e. V.

Fackelstraße 24

67655 Kaiserslautern

Tel. 0631 76488

www.bund-diabetischer-kinder.de

Ziel des Vereins ist es, Diabetiker unabhängig von Alter oder Diabetes-Typ in sozialen, medizinischen und psychologischen Fragen aktiv zu unterstützen.

Informationen zu rechtlichen Fragen:

www.diabetes-und-recht.de

Informationen zum Thema Rauchen:

Tipps, wie Sie mit dem Rauchen aufhören können, und eine Broschüre erhalten Sie bei der Bundeszentrale für gesundheitliche Aufklärung unter www.bzga.de. Ein interaktives Ausstiegsprogramm finden Sie unter www.rauchfrei-info.de. Auch das Rauchertelefon des Deutschen Krebsforschungszentrums hilft: montags bis donnerstags von 15 bis 19 Uhr, freitags von 14 bis 18 Uhr, Tel. 06221 424200. In Österreich finden Sie Ansprechpartner unter der Wiener Nummer 01 585 8444.

Österreichische Diabetikervereinigung
(ÖDV)

Bundesservicezentrale

Moosstraße 18

A-5020 Salzburg

Tel. 0662 827722

www.diabetes.or.at

Entsprechend dem deutschen Programm gibt es auch in Österreich das strukturierte Betreuungsprogramm „Therapie Aktiv". Damit werden Diabetespatienten in regelmäßigen Abständen optimal betreut, um Folgeschäden der Krankheit zu verhindern. Ärzte, die daran teilnehmen, finden Sie unter www.therapie-aktiv.at. Die ÖDV ist außerdem Herausgeberin der Zeitschrift „Mein Leben" (http://meinleben-diabetes.at/).

Stiftung Ernährung und Diabetes

Beaulieustraße 88

CH-3012 Bern

Tel. 0041 31 302 42 33

www.diabetes-ernaehrung.ch

Buchtipps

Ellen Jahn: Diabetes Typ 2 – Wie Sie gezielt gegensteuern. Stiftung Warentest Berlin, 2014

Wenn Sie noch mehr über Diabetes Typ 2 wissen wollen, auch über konventionelle Behandlungsmethoden, die nicht zur Selbsthilfe geeignet sind, so kann ich Ihnen dieses Buch empfehlen. Es zeigt sehr genau, welche Schulungsmöglichkeiten es gibt und wie man sie findet. Generell bietet das Buch viele hilfreiche Checklisten, so auch zum Arztbesuch. Wann Sie zum Diabetologen gehen sollten, erfahren Sie dort ebenfalls. Die möglicherweise verordneten Antidiabetika werden genau und verständlich beschrieben, ihre Wirkmechanismen vorgestellt und kommentiert.

Andrea Flemmer: Echt süß! Gesunde Zuckeralternativen im Vergleich. VAK-Verlag Kirchzarten, 2011

Das Buch zeigt zahlreiche natürliche Alternativen zu Zucker, die gesünder sind als unser Haushaltszucker und die Süßungsmittel, die ihn enthalten. Außerdem erhalten Sie Informationen über natürliche Süßstoffe wie zum Beispiel Stevia und kalorienarme bzw. -freie Zuckerersatzstoffe wie Erythrit und Rubusid, die genauso verwendet werden können wie Zucker – nur eben ohne Kalorien und Diabetesrisiko.

Doris Fritzsche: 111 Rezepte gegen Diabetes – Blutzucker senken mit der richtigen Ernährung. humboldt Hannover, 2017

Die Ernährungsexpertin Doris Fritzsche erklärt in diesem Ratgeber die grundlegenden Ernährungsregeln für Diabetiker: unkompliziert, gesund, abwechslungsreich. Die 111 bunten Rezepte sind ganz leicht nachzukochen und zeigen, dass gesundes Essen Spaß macht und lecker schmeckt.

**Sven Bach: Der Gesundheitskochkurs:
Diabetes – Leckere Rezepte, schnell zuberei-
tet. Mit allen wichtigen Informationen zur
Senkung des Blutzuckers. humboldt
Hannover, 2016**

Der Autor informiert fundiert, wie
Diabetes entsteht und auf welche Weise
er die Vorgänge im Körper beeinflusst.
Der bekannte Ernährungsexperte nimmt
auch ungeübte Köche an die Hand: Die
schnellen, gesunden Rezepte machen
Lust aufs Kochen! Sven Bachs wichtigste
Zutaten sind Lebensfreude und der Spaß
am Essen. In lockerem Ton, aber immer
ernsthaft in der Sache, erklärt der Ge-
sundheitscoach seinen Lesern, wie
Kochen für Diabetiker heute funktioniert.

**Stephan Martin, Kerstin Kempf: Das neue
Diabetes-Programm. Mit Protein-Shakes
den Blutzucker senken und abnehmen. Trias
Stuttgart, 2016**

Das Buch zu der auf Seite 33 beschriebenen Studie.

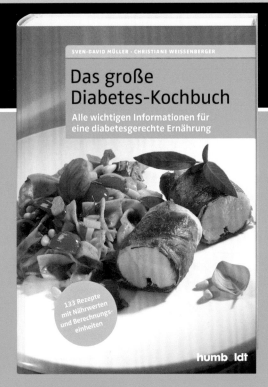

Ich helfe mir selbst:
Die humboldt
Selbsthilfe Reihe

Dr. Andrea Flemmer

**Ich helfe mir selbst –
Arthrose**

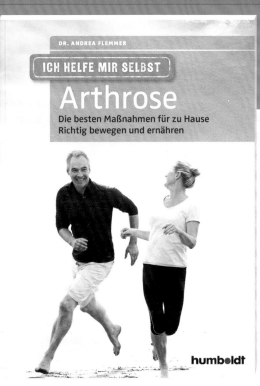

- Ich helfe mir selbst: Alle erfolgversprechenden Selbsthilfe-Maßnahmen verständlich und auf dem neuesten Stand der Forschung
- Bewährtes aus Schul- und Alternativmedizin: alltagstaugliche Tipps und Maßnahmen für mehr Lebensqualität

136 Seiten, 45 Abb.
15,5 x 21,0 cm, Softcover
€ 19,99 [D] * € 20,60 [A]

Dieser Ratgeber ist auch als eBook erhältlich.

Kochkurs mit dem TV-Ernährungscoach

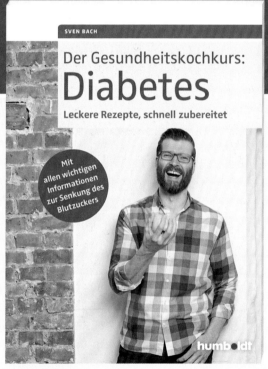

Sven Bach
Der Gesundheits-kochkurs: Diabetes

144 Seiten, 60 Abb.
15,5 x 21,0 cm, Softcover
ISBN 978-3-89993-891-3
€ 19,99 [D] / € 20,60 [A]

Dieser Ratgeber ist auch als eBook erhältlich.

- Gesundheitsratgeber und Kochkurs in einem: Alle Rezepte sind für Anfänger geeignet

- Perfekt fürs After Work Cooking: Alle Rezepte lassen sich schnell und einfach nach der Arbeit zubereiten

- Harte Fakten für jedes Rezept: Kilokalorien, Kilojoule, Eiweiß, Fett, Kohlenhydrate, Ballaststoffe, BEs

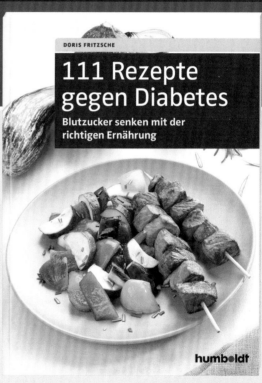

Bibliografische Information der Deutschen Nationalbibliothek
Die Deutsche Nationalbibliothek verzeichnet diese Publikation in der deutschen Nationalbibliografie; detaillierte bibliografische Daten sind im Internet über http://dnb.ddb.de/ abrufbar.

ISBN 978-3-86910-694-6 (Print)
ISBN 978-3-86910-703-5 (PDF)
ISBN 978-3-86910-704-2 (EPUB)

Fotos:
Titelfoto: Johner Images – gettyimages.com
stock.adobe.com: Photographee.eu: 6 (oben); Alliance: 6 (Mitte); Kwang-moo: 6 (unten); fovito: 17; Minerva Studio: 25; Monkey Business: 38; Syda Productions: 40 (oben); aneta_gu: 40 (Mitte); 63; nata777_7: 40 (unten); Jenny Sturm: 66 (oben); victoria p.: 66 (Mitte), 74; cook_inspire: 85; gekachka: 94; Africa Studio: 98 (oben); Monkey Business: 98 (Mitte); tatomm: 98 (unten); Silvia Bogdanski: 106 (oben); PhotoSG: 106 (Mitte); Vladislav Nosik: 106 (unten); farfalla2017: 115; koszivu: 118 (oben), 124; stokkete: 118 (Mitte); analysis121980: 118 (unten), 130; Montri: 135

© 2018 humboldt
Eine Marke der Schlüterschen Verlagsgesellschaft mbH & Co. KG
Hans-Böckler-Allee 7, 30173 Hannover
www.humboldt.de
www.schluetersche.de

Lektorat: Annette Gillich-Beltz, Essen
Layout: Groothuis, Lohfert, Consorten, Hamburg
Covergestaltung: semper smile Werbeagentur GmbH, München
Satz: Die Feder, Konzeption vor dem Druck GmbH, Wetzlar
Druck und Bindung: Grafisches Centrum Cuno GmbH & Co. KG, Calbe